অ্যাকুপ্রেশার চিকিৎসা

एक्युप्रेशर चिकित्सा

- एक सरल प्रभावशाली चिकित्सा प्रणाली

যেকোনো প্রকারের ব্যাথা বা অন্য রোগের থেকে আরাম পাওয়ার জন্য প্রেশার দিয়ে সুরক্ষিত প্রণালীতে চিকিৎসার একটা লাভদায়ক পুস্তক।

- ওষুধ ছাড়া বা বিনা কোনো অপারেশনে রোগ থেকে মুক্তি দেওয়ার সহজ উপায়
- এই উপায়ে অনেক রোগকে সর্বদার জন্য দূরে রাখা যায়।
- নিজের চিকিৎসা নিজে করতে শিখুন।
- অত্যন্ত সহজ অর্থাৎ সার্জিক্যাল পদ্ধতি, যা অভ্যাস করলে দক্ষ হওয়া যায়।
- কোনো খরচও হয়না, আর দীর্ঘস্থায়ী আরাম পাওয়া যায়।
- 120 টি রেখাচিত্রের সাহায্যে দেখানো প্রেশার পয়েন্টের দ্বারা অনেক রোগের সহজ চিকিৎসা।

चिकित्सा एवं स्वास्थ्य की सर्वश्रेष्ठ पुस्तकें

- योग और भोजन द्वारा रोगों का इलाज
- स्वस्थ रहने के 51 सुझाव
- सर्वसुलभ जड़ी-बूटियों द्वारा रोगों का इलाज
- लेडिज हेल्थ गाइड
- सफल घरेलू इलाज
- हृदयरोग: क्या है, क्यों होता है और कैसे बचें?
- रोग पहचाने उपचार जाने
- किस बीमारी में क्या खायें क्या न खायें
- रीढ़ का दर्द समस्याएँ एवं यौगिक उपचार
- स्वास्थ्य सम्बन्धी गलतफ़हमियाँ
- योगासन एवं साधना

অ্যাকুপ্রেশার চিকিৎসা

एक्युप्रेशर चिकित्सा

- एक सरल प्रभावशाली चिकित्सा प्रणाली

ডঃ আর. এস. আগরওয়াল

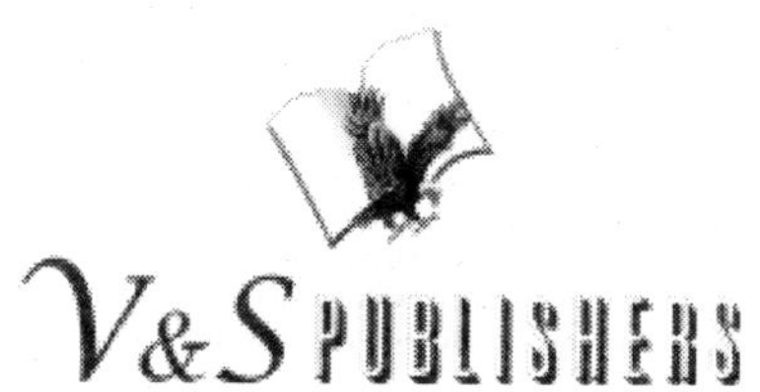

Published by:

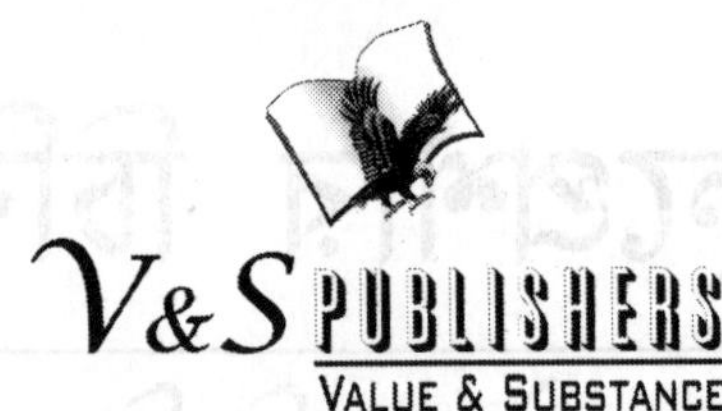

Head Office
F-2/16, Ansari Road, Daryaganj,
New Delhi-110002 ☎ 23240026, 27, 28
✉ info@vspublishers.com
🌐 www.vspublishers.com

Regional Office
5-1-707/1, Brij Bhawan (Beside Central Bank of India Lane) Bank Street, Koti,
Hyderabad - 500 095 ☎ 040-24737290
✉ vspublishershyd@gmail.com

Online Brandstore: amazon.in/vspublishers

Buy Books Online: amazon • *Flipkart* | **Follow us on:** 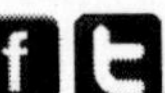 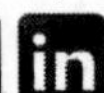  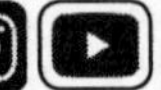

ISBN 978-93-579400-1-6
New Edition

Cataloging in Publication Data--DK
Courtesy: D.K. Agencies (P) Ltd. <docinfo@dkagencies.com>
Agravāla, Āra. Esa.
[Ekyupreśara cikitsā. Bengali]
Ayākuprśāra cikiṯsā = Ekyupreśara cikitsā : eka sarala prabhāvaśālī cikitsā pranālī / Ḍā. Āra. Esa. Āgaraoẏāla ; translated by Smt. Annapurna Mukherjee.
pages cm, In Bengali. Translated from Hindi.
Translation of: Ekyupreśara cikitsā.
On acupressure treatment of various diseases.
ISBN 9789357940016
1. Acupressure. I. Mukhārjī, Annapūrṇā , translator. II. Title. III. Title: Ekyupreśara cikitsā : eka sarala prabhāvaśālī cikitsā pranālī.
LCC RM723.A27A37 2022 | DDC 615.822 23

Printed at : Param Offsetters, Okhla, New Delhi–110020

আমার কথা

এখনকার যুগ (সময়) বিভিন্ন প্রকারের দূষণ, দৌড়-ঝাঁপ, অস্বাস্থ্যকর পরিস্থিতি, সংকর আর ভেজালে মিশ্রিত বস্তুর যুগ। এতে নানারকম সমস্যা হয়, ফলে ঘরে ঘরে বিভিন্নপ্রকারের রোগের প্রাদুর্ভাব হয়। অনেক রকমের চিকিৎসা, বাঁচার উপায়—খোঁজার পরেও এই মারণ রোগের হাত থেকে রক্ষা পাওয়া যায় না। এদিকে বিশ্বব্যাপী অনুসন্ধানও চালানো হচ্ছে।—যা চিকিৎসা বিজ্ঞানকে সর্বদা শীর্ষে পৌঁছে দিচ্ছে। তবুও মানুষ কষ্টে আছে, উৎকণ্ঠিত আছে। তারজন্য পরম্পরাগত চিকিৎসা পদ্ধতিকে অবহেলা করে বিকল্প চিকিৎসা বিজ্ঞানের দিকে দৌড়চ্ছে। অ্যাকুপ্রেশার চিকিৎসা এই ধরণের একটি পদ্ধতি; যা তার নিজের গুণেই বিশেষভাবে লোকপ্রিয় হয়ে উঠেছে।

বলা হয় রোগকে প্রতিরোধ করার শক্তি শরীরের ভিতরেই বিদ্যমান থাকে। শুধু প্রয়োজন তার কমজোরী দুর করা যাতে সে পূর্ণ ক্ষমতাতে রোগের সাথে যুদ্ধ করতে পারে। অ্যাকুপ্রেশার এমন এক পদ্ধতি যাতে কোনো ওষুধ খাওয়ানো হয় না, না কোনো মলম লাগানো হয়, না কোনো কাটা-ছেঁড়া করার প্রয়োজন হয়। বাস্তবে আমাদের শরীরের সমস্ত ভাগে প্রেশার পয়েন্ট থাকে। এর উপর বিধিসম্মতভাবে চাপ সৃষ্টি করা হয়। এতে রোগগ্রস্ত জায়গা উদ্বেলিত হয়ে ওঠে এবং ঠিক হতে থাকে। অতঃপর এই পদ্ধতি রোগকে দুর করে, রোগের সাথে লড়াই করার ক্ষমতাও বাড়ায়। এই উপায়ে কোনো প্রকারের দুঃস্প্রভাব (সাইড এফেক্টস্) ফেলে না। এইজন্য সম্পূর্ণ সুরক্ষিত ও ক্ষতিবিহীন একটি উপায়।

এই পদ্ধতিতে আপনি নিজেই নিজের চিকিৎসা করতে পারেন। আপনি আপনার পরিবারের লোকজনদেরও চিকিৎসা করা শিখে নিতে পারেন। যদি মনে করেন তবে সমাজ সেবাও করতে পারেন—নিজের অ্যাকুপ্রেশার সেন্টার খুলে। এই বইটি আপনাকে পূর্ণ চিকিৎসক হয়ে উঠতে সাহায্য করবে। এতে দেওয়া 120 টি রেখাচিত্রতে অনেক প্রেশার পয়েন্ট আছে, যা একভাবে আপনার শরীরে

প্রেশার পয়েন্টের সম্পূর্ণ নকশা। এটা পড়া, শেখা এবং বোঝার পর সর্বদা অভ্যাস করলে নিশ্চয়ই খুব শীঘ্র এই চিকিৎসায় আপনি অভিজ্ঞ হয়ে উঠবেন। এটা সত্য সত্যই আশ্চর্যজনকভাবে প্রভাব ফেলার মতো সুলভ এবং সহজ প্রণালী, তথা সম্পূর্ণ প্রাকৃতিক।

বিদ্বান এবং চিকিৎসক ডাঃ আর. এস. আগরওয়াল এই বইটি অত্যন্ত পরিশ্রম করে লিখেছেন। তিনি নিজে প্রতিদিন রোগীদের চিকিৎসা করেছেন। এই চিকিৎসায় তাঁর দীর্ঘদিনের অভিজ্ঞতা লিপিবদ্ধ আছে। সেই কারণে এই বইটি অত্যন্ত ব্যবহারিক হয়ে উঠেছে। আর সেটা শুধু চিকিৎসকদের জন্যও নয়, সাধারণ পাঠকদের জন্যও এই পুস্তক অত্যন্ত অপরিহার্য হয়ে উঠেছে। এইভাবেই সকলকে অভিজ্ঞ করে তোলার মতো সরল নির্দেশিকা এই বইটি।

—**সম্পাদক**

ভিতরের পৃষ্ঠাতে ...

1 অ্যাকুপ্রেশারের ইতিহাস এবং সিদ্ধান্ত

অ্যাকুপ্রেশারের সাধারণ অর্থ হলো—শরীরে সুঁচের সাহায্যে চাপ সৃষ্টি করা। শরীরে থাকা বিভিন্ন অ্যাকুপ্রেশারের বিন্দু লুকিয়ে থাকে অর্থাৎ হাত বা পায়ের তলায় এবং শরীরের বিভিন্ন ভাগে কেন্দ্রীভূত থাকে। তার ওপরে চাপ সৃষ্টি করে রোগকে মূল থেকে নিবারণ করার চেষ্টা করা হয়।

—ডঃ কেনীআন

অ্যাকুপ্রেশার প্রণালী কী?

আয়ুর্বেদে অ্যাকুপ্রেশার চিকিৎসা "মর্ম-জ্ঞান-চিকিৎসা" নামে পরিচিত। আমাদের দেশে ঋষি-মুনি অর্থাৎ সাধু-সন্তরা মর্ম-জ্ঞানী ছিলেন, যাঁরা শরীরের মর্ম-স্থলকে চিনে তাকে স্পর্শ করতেন আর এইভাবেই রোগীদের চিকিৎসা করতেন। জানা যায় যে ভারতে অ্যাকুপ্রেশারের চিকিৎসা-প্রণালী আজ থেকে প্রায় 5000 বছর পূর্বে শুরু হয়েছিল। এখান থেকেই এই প্রণালী চীনে গিয়ে পৌঁছায়। সেখান থেকেই সারা বিশ্বে ছড়িয়ে পড়ে।

গ্রাম-দেশে এই প্রণালী অন্য অনেকরূপে আজও প্রচলিত। ছোট-খাটো গ্রামীণ রোগের চিকিৎসার জন্য শরীরে স্থান বিশেষের উপরে আঙুল দিয়ে চাপ সৃষ্টি করা হয়। কিছু স্ত্রী-পুরুষরা হাতে এবং পায়ে উল্কি আঁকে। মেয়েদের নাক, কান ইত্যাদি ফুটো করা হয়, এ সমস্ত ক্রিয়া-কলাপ অ্যাকুপ্রেশারেরই অংশবিশেষ। সাধারণভাবে মনে করা হয়—ছেদন-ক্রিয়া স্বাস্থ্যের দিক থেকে খুবই গুরুত্বপূর্ণ।

বিভিন্ন প্রকারের অলংকারের উপযোগীতা

আমাদের দেশে মহিলা-পুরুষ সকলেই অলংকার পরতে খুবই পছন্দ করেন। এই অলংকার আমাদের অঙ্গের কোনো না কোনো স্থানে চাপ সৃষ্টি করে।

উদাহরণস্বরূপ—গলার হাঁসুলি, কণ্ঠহার, পায়ের আঙুলের আংটি, হাতের আঙুলের আংটি, কানের দুল, ঝুমকো, নাকের নাকছাবি বা নথ, বাহুতে বাজুবন্ধ, হাতের চুড়ি, কঙ্কন, বালা ইত্যাদি অলংকার সমস্ত কিছুই অ্যাকুপ্রেশার বিন্দুতে চাপ সৃষ্টি করতে থাকে, যার কারণে স্বাস্থ্য ভালো থাকে। বাস্তবে আমরা যে সব অ্যাকুপ্রেশার বিন্দু খুঁজে তার ওপর চাপ দিয়ে চিকিৎসা করি, তার সম্বন্ধে আমাদের পূর্বপুরুষরা সমস্ত কিছু জানতেন অর্থাৎ তার ব্যবহার জেনে বা অজান্তে ব্যবহার করতে থাকতেন। একথা বলা হয় যে আমরা আমাদের মাথাতে যে বিন্দুতে 'সিন্দুর' লাগায় সেই বিন্দুতে অ্যাকুপ্রেশারের অনুসারে স্ত্রীলোকদের মাসিক ধর্মকেও নিয়ন্ত্রিত করে। কান ফুটো করাতে অনিদ্রা, ক্ষীণ স্মরণ-শক্তি, বাত, গায়ে চুলকানি ইত্যাদি রোগ থেকে রক্ষা পাওয়া যায়। হাতের চুড়ির দ্বারা কব্জিতে এমনভাবে চাপ সৃষ্টি হয় যে পোস্টেড-এর রিপ্লেক্স বিন্দু চেপে থাকে। যার ফলে মূত্রাশয় সংক্রান্ত রোগ থেকে রেহাই পাওয়া যায়। গোড়ালির ওপরে পায়েল বা নুপূর সাইটিকা নাড়ীকে রোগগ্রস্ত হতে দেয় না। এতে লিম্ফ গ্রন্থিদের বিন্দুও শরীরের শক্তি কম হতে দেয় না। ঠিক এই ক্রিয়াকলাপই পায়ের আঙুলে পরা বিছেদের দ্বারা সম্পাদিত হয়। বিছে নাক, গলা এবং হৃদয়ের রিপ্লেক্সসেবল পয়েন্টকে চেপে রাখে। এদের দ্বারা চেপে রাখার ফলে হার্টের রোগ হতে পারে না। এইভাবে আমরা দেখতে পাই যে—অলংকারের মানব-জীবনে বিশেষ গুরুত্ব আছে। সেটা কেবলমাত্র দেখার জিনিস নয়, বরং প্রাণীদের শক্তিকে গতিশীল রাখতে সাহায্য করে। শরীরে ত্বকের রোগও সহজে হয় না।

শরীরে তত্ত্বের প্রকৃতি

প্রত্যেক ব্যক্তির জন্মগতভাবেই কিছু বৈশিষ্ট্য থাকে। তাকেই আমরা স্বাভাবিক প্রকৃতি বা মানব-স্বভাব বলে থাকি। এতে শারীরিক এবং মানসিক দু'টো ক্রিয়ারই সমাবেশ ঘটে থাকে। মানুষের ভালো প্রকৃতি এটাই। অ্যাকুপ্রেশার চিকিৎসা অনুসারে যদি চিকিৎসক মানুষের প্রকৃতির অনুকূলে তাকে খাদ্য-তালিকা তৈরি করে দেন এবং তার প্রেসার পয়েন্টের উপর ক্রিয়াকলাপ বলে দেন তাহলে সেই ব্যক্তি খুব শীঘ্রই আরোগ্য লাভ করতে থাকে। একেই হোমিওপ্যাথিতে লক্ষণ পাওয়া বলা হয়। সেজন্য রোগগ্রস্ত মানুষকে চিকিৎসা করানোর আগে অ্যাকুপ্রেশার চিকিৎসক দ্বারা রোগের স্বভাব জানার জন্য নিম্নলিখিত উপায়গুলি পরীক্ষা করা প্রয়োজন।—

বাত-প্রধান প্রকৃতি :

বাত কথার অর্থ বায়ু। বায়ুর গুণ হ'ল শীতলতা, সুক্ষ্মতা, রুক্ষ্মতা ইত্যাদি। এই বায়ু আমাদের শরীরের ছোট-ছোট ছিদ্র দিয়ে প্রবেশ করে নিজের কাজ করে। এই গুণের কারণে বাত-গ্রস্ত স্ত্রী-পুরুষদের রক্ত চলাচল কম বা বেশী হতে পারে। তারজন্য এধরণের ব্যক্তিরা সহজেই অস্থির হয়ে পড়ে এবং নিস্তেজ হয়ে পড়ে। বায়ুর গুণ চঞ্চল, তারজন্য সে স্থির থাকে না। সেইজন্য এই স্বভাবের ব্যক্তিরা খুব চঞ্চল হয়। বায়ু-তত্ব অনুপাতে যখন কিছু ব্যতিক্রম দেখা দেয়—তখন পক্ষাঘাত, কম্পন, শিরার রোগ, গাঁটের বাত, স্নায়ুমণ্ডলের নানা উপসর্গ সৃষ্টি হয়।

পিত্ত-প্রধান প্রকৃতি :

পিত্ত দোষ সম-বিষম অবস্থায় শরীরের সঙ্গে স্বাস্থ্যও খুব খারাপ হতে থাকে। খাদ্য হজম না হওয়া, হজম হওয়া, চোখে দেখা, শরীরে তাপক্রম ঠিক রাখা, কালো-ফরসা রং প্রদান করা, শৌর্য, ভয়, ক্রোধ, হর্ষ, সুখ-দুঃখ, ইচ্ছা, দ্বেষ ইত্যাদি কার্যের সম্পন্ন করে। পিত্ত-দোষ-এর গুণ উষ্ন, তেজী, দ্রব অর্থাৎ স্রাবী। গরম গুণের জন্য পিত্ত-প্রধান প্রকৃতির স্ত্রী-পুরুষেরা কথায় কথায় রেগে যান। এই ধরণের লোকেদের ফোঁড়া, ফুসকুড়ি, ব্রণ, কলেরা, জ্বর, রক্তপিত্ত, ক্ষয়রোগ, হাঁপানি—ইত্যাদি রোগাক্রান্ত হতে দেখা যায়।

কফ্-প্রধান প্রকৃতি :

কফ্ প্রকৃতি সম্পন্ন লোকেরা সাধারণত সুস্থ্য থাকে। তারা নিজেদের নিয়েই মত্ত থাকে। কফ্-দোষ সাদা বর্ণের হয়। এই প্রকৃতির স্ত্রী-পুরুষেরা ফরসা অর্থাৎ আকর্ষক ত্বকের অধিকারী হয়। এঁরা মিষ্ট-স্বভাবের, সদা-হাস্যমুখী অর্থাৎ আনন্দদায়ী হয়ে থাকেন। কফ্-প্রকৃতির লোকেরা ধীরে ধীরে এগিয়ে চলে। অতএব এই প্রকৃতির লোকেরা অস্থির মনোভাবসম্পন্ন হ'ন না। এই প্রকৃতির স্ত্রী-পুরুষরা সর্বদা ঠাণ্ডা থাকেন। এঁদের স্বাভাবিক অবস্থা খারাপ হলে—কাশি, সর্দি, বহুমূত্র, পেটখারাপ, প্রদর, সংগ্রহণী, স্বপ্নদোষ, প্রমেহ ইত্যাদি রোগ শরীরকে ঘিরে ধরে। যখন শরীরকে এই সমস্ত রোগ স্পর্শ করে তখন শরীরের মর্ম-স্থল প্রভাবিত হয়ে থাকে। চরক আমাদের শরীরে 33 টি মর্ম-বিন্দু আখ্যায়িত করেছেন; যার সম্বন্ধ গলা, কাঁধ, মেরুদণ্ড, নিতম্ব-স্থল এবং ব্রহ্মরন্ধ্রের সঙ্গে আছে।

প্রকৃতি শরীরকে এমনভাবেই তৈরী করেছে যে সে ছোটো-খাটো রোগের মোকাবিলা নিজেই করতে পারে। যদি আমরা এই রোগের ওষুধ গ্রহণ করি তবে শরীরে তার কোনো প্রভাব হয় না, কারণ রোগ নিজেই ভালো হয়ে যাওয়ার লক্ষণ। এছাড়া প্রকৃতি মর্ম-বিন্দুতে ক্ষতি করার বিকারকে প্রতিরোধ করার এমন ব্যবস্থা করেছেন যে এইসব বিন্দুর কোনোরকম ক্ষতিই হতে পারে না। যদি কখনো এতে আঘাত লাগে, তাহলে সেটা আস্তে-আস্তে ভেঙে যায়, কিন্তু পুরোপুরি নষ্ট হয় না। এই মর্ম-স্থল বা বিন্দু অত্যন্ত সংবেদনশীল হয়। এটাই কারণ এর উপরে চোট লাগলে মানুষ ছটফট করে ওঠে। সে খুব চিন্তিত হয়ে পড়ে কিংবা শোকগ্রস্ত হয়ে পড়ে। এই মর্ম-স্থল পেট, মস্তিষ্ক, ছাতি ইত্যাদির কবচের ভিতরে থাকে।

মর্ম-বিন্দুর দুনিয়া :

অ্যাকুপ্রেশার চিকিৎসাতে একথাও প্রসিদ্ধ যে সামান্য ব্যক্তিও যদি মর্ম-বিন্দুর শক্তিকে সতেজ রাখার জন্য ব্যায়াম করে—তাহলে সে শীঘ্র অসুস্থ্য হয়ে পড়বে না, কারণ তার ভিতরে ধারা সন্তুলিত হয়ে বইতে থাকে যা শরীরের প্রত্যেকটি জয়েন্টকে শক্তিশালী রাখে। এই কারণে মর্ম-সংক্রান্ত ব্যায়াম আমাদের জন্য খুবই উপযোগী। নিত্য নিয়মিত ব্যায়াম, যোগ, সূর্য নমস্কার ইত্যাদির ফলে মর্ম-বিন্দু নিজে নিজেই চাপের সীমারেখাতে আসতে থাকে। যখন আমরা কোনো আসনের মুদ্রাতে শরীরকে মুড়তে থাকি, তখন তার সোজাসুজি প্রভাব মর্ম-স্থলে পড়ে। এতে শরীরের শিরা-উপশিরা, নাড়ি এবং মাংসপেশী টান থাকে অর্থাৎ সজীব থাকে। যার ফলে নাড়িতে একত্র হওয়া বিকার নষ্ট হয়ে যায় আর ব্যক্তি সুস্থ্য-সবল এবং হৃষ্ট-পুষ্ট থাকতে পারে। আজকাল যোগাসন অর্থাৎ ব্যায়ামের উপর এইজন্য এতো জোর দেওয়া হয়, যাতে মর্ম-স্থলে তথা বিন্দুর সুস্থ্যতা জানা যায় এবং রোগ নিজে নিজেই দূর হয়ে যায়।

শরীরের সমস্ত অঙ্গেই প্রেসার-বিন্দু পাওয়া যায়। আমাদের শরীরকে দু'ভাগে ভাগ করা হয়েছে :

1. ওপরের অংশ (ধড়) 2. নীচের অংশ (পা) এই অনুসারে মর্ম-বিন্দু খোঁজা হয়েছে।

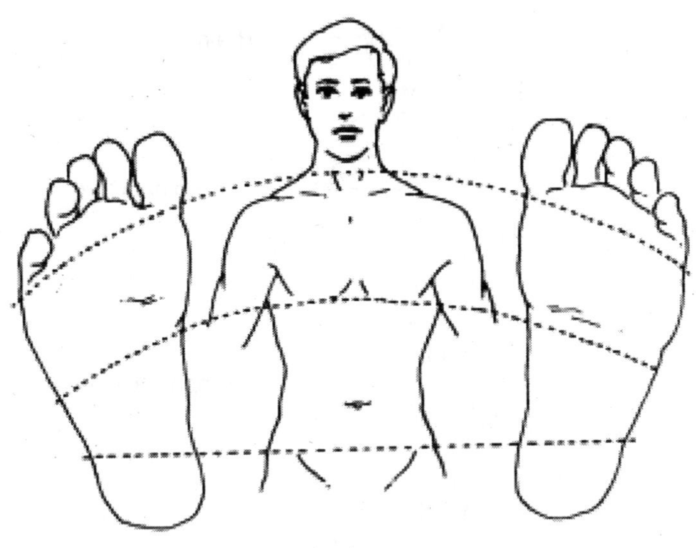

চিত্র : 1

অ্যাকুপ্রেশার প্রণালী :

অ্যাকুপ্রেশার প্রণালীতে মনুষ্যকে এক পূর্ণ মানব মনে করা হয়েছে। অর্থাৎ মনুষ্য শারীরিক অর্থাৎ ভাবনাত্মক, দুই আলাদা রূপে হওয়া সত্ত্বেও একটাই সত্তা। চিকিৎসক চিকিৎসা করার সময় এই সিদ্ধান্তের প্রতি ধ্যান রাখেন।

নাড়ীর সিদ্ধান্ত :

এই সিদ্ধান্ত অনুসারে রক্তবাহিকা আর স্নায়ু সংস্থানের সমস্ত ছোটো-বড়ো নাড়ির ওপরে অর্থাৎ হাত-পায়ের শেষ প্রান্তের ওপর প্রেশার দেওয়া হয়। চিকিৎসকরা দেখেন যে নাড়িগুলি হাত-পায়ের কোন দিক থেকে অঙ্গে ছড়িয়েছে। সেগুলি শরীরের বিভিন্ন অঙ্গ থেকে কীভাবে ছড়িয়েছে। সেগুলি কীভাবে সারা শরীরে জাল বিস্তার করেছে। এর ফলে চিকিৎসকরা সহজেই বুঝতে পারেন যে অমুক নাড়ীর সম্বন্ধ হৃদয়, পাঁজর, মস্তিষ্ক, মলনালী ইত্যাদির সাথে কীরূপে আছে। সেইভাবেই তারা প্রেসার বিন্দুকে চিহ্নিত করে তার ওপর চাপ-সৃষ্টি করে।

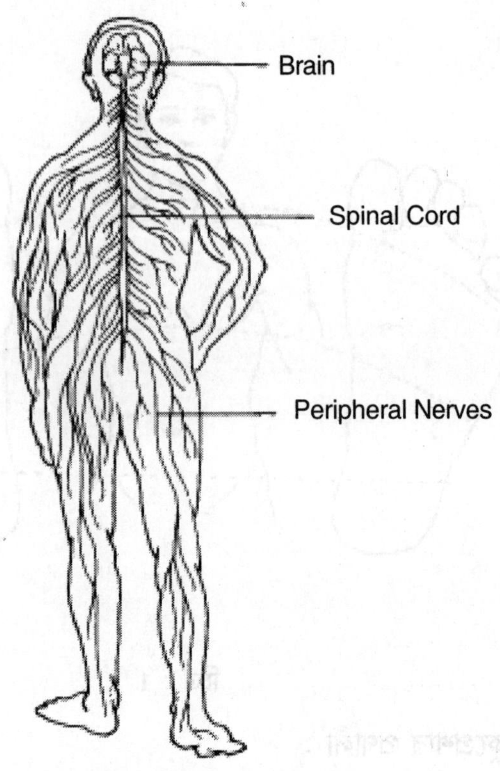

চিত্র : 2

সম্পূর্ণ শরীরকে মাথা থেকে পা পর্যন্ত লম্বাতে 10 খণ্ডে বিভাজিত করা যেতে পারে। এই বিভাজনের পর, যদি অধ্যয়ন করা যায় তাহলে জানতে পারা যাবে যে শরীরের কোন অঙ্গ পা বা হাতের সঙ্গে সম্পর্কিত। সেজন্য হাত বা পায়ে চোট লাগলে তা ঝন্‌ঝন্‌ করে ওঠে আর সেই ক্রিয়া সমস্ত শরীরকে ঝঙ্কৃত করে। সেইভাবে যদি শরীরের বিভাজন চওড়া হিসাবে করা হয় তবে শরীরকে তিনভাগে ভাগ করা যায়। এইভাগে প্রতিবিম্ব কেন্দ্র অবস্থিত থাকে। এই কেন্দ্রের সাথে শরীরের ছোট-বড়ো সব অঙ্গের সম্বন্ধ আছে। এতে চাপ সৃষ্টি করলে শরীরে সমস্ত অঙ্গ প্রভাবিত হয়।

2	অ্যাকুপ্রেশার দ্বারা রোগ নিবারণের সিদ্ধান্ত

ব্যক্তি যদি সংবেদনশীল মর্ম-বিন্দুকে নিয়মিতভাবে সঠিক ব্যায়াম করাতে থাকে তাহলে শরীরের সমস্ত রোগ নিজে নিজেই ঠিক হয়ে যাবে। শরীরে সব সময় বিদ্যুৎ-ধারা প্রবাহিত হয়। এই ধারাগুলিরও মর্মতে বিন্দু থাকে। সেগুলি খুঁজে যদি আমরা তার ওপর কিছুক্ষণের জন্য চাপ সৃষ্টি করতে পারি, তাহলে নাড়ির দুর্বলতা নষ্ট হয়ে যাবে আর মানুষের শরীরে উজ্জ্বলতা বজায় থাকবে।

—ড. ডালটন

শরীরে রোগ কীভাবে ছড়ায় :

শরীরে রোগ নিম্নলিখিত কারণে প্রবেশ করে—

1. যখন শরীরের কোনো ভাগে রক্ত-চলাচল প্রকৃতি-বিরুদ্ধ হয়, তাহলে অঙ্গ-বিশেষের সংক্রান্ত স্নায়ু-তন্ত্র ঢিলে হয়ে যায়। রক্তের নালীতে দুষ্টতা দেখা যায়। তা কুঞ্চিত হয়ে যায়। এই অবস্থায় শরীরের অঙ্গ শূন্য হয়ে যায়। তাতে হয় গরমের ভাব বেড়ে যায় কিংবা একদম কমে যায়। এই অবস্থাকে আমরা রোগ বলতে পারি। এখানে অ্যাকুপ্রেশার চাপ-সৃষ্টি দ্বারা রক্তের প্রবাহ তীব্র করা যেতে পারে।

2. যখন মানুষ অসুস্থ্য হয়ে পড়ে, তখন তার হাত-পায়ের শেষ-প্রান্তে কিছু খারাপ তত্ব কোণের আকারে একত্র হয়ে যায়। এই অবস্থা রক্তের সঞ্চালন নিজের প্রাকৃতিক অবস্থা থেকে অনেক দূরে চলে যায়, তখন নাড়ি-তন্ত্রের সম্পর্ক শিথিল হয়ে যায়। অ্যাকুপ্রেশার পদ্ধতিতে চাপ বাড়িয়ে দেওয়া হয়।

3. ভারতীয় চিকিৎসকদের বক্তব্য যে মানব-শরীর পাঁচটি তত্বের দ্বারা তৈরী। সেই পাঁচটি তত্ব হল—পৃথ্বী, জল, বায়ু, অগ্নি এবং ভূ (আকাশ)। এই পাঁচটি তত্ব শরীরে স্বয়ং-শক্তি দ্বারা সঞ্চালিত হতে থাকে। একে আমরা বায়োএনার্জিও বলতে পারি। এই শক্তি সমস্ত শরীরকে সমান রাখে। অ্যাকুপ্রেশার প্রণালিতে প্রেসার সৃষ্টি করে এই শক্তিকে জাগিয়ে রাখা যায়।
4. চীন এবং জাপানের চিকিৎসকদের মতে ব্যক্তির শরীরে রোগের প্রাদুর্ভাব তখনই ঘটে—যখন তার শরীরে আলস্য আসে। শরীরের বিভিন্ন কেন্দ্র হয় চেতনশূন্য হয়ে যায় কিংবা শুষ্ক হয়ে যায়। এতে শরীরের ক্রিয়াশীলতা কমে যায়। অতএব তাকে ঠিক করার জন্য প্রেসার দেওয়া হয়।

আকুপ্রেশারের কার্য :

শরীরে আসা রোগ অথবা শিথিলতাকে দুর করার জন্য অ্যাকুপ্রেশার প্রণালী নিম্নলিখিত উপায়ে রোগকে দুর করতে সাহায্য করে—

1. যখন অঙ্গাবিশেষের ওপর চাপ দেওয়া হয় তখন মাংসপেশীর তন্তুতে স্থিতি উৎপন্ন হয়, যা রোগের উপশম করে।
2. এই পদ্ধতি শারীরিক গ্রন্থিতে শক্তি উৎপন্ন করে।
3. এই পদ্ধতিতে ত্বকের ওপর তরঙ্গ বাড়তে থাকে যা শরীরকে চনমনে করে তোলে।
4. শরীরে যদি আবশ্যক তত্ব নষ্ট হয়ে যায় তবে তা আবার উজ্জীবিত হয়ে ওঠে।
5. যদি শরীরের কোনো অংশের কোনো প্রকারের দুর্বলতা উৎপন্ন হয়ে থাকে তবে তা এতে দূর করা সম্ভব হয়।
6. অ্যাকুপ্রেশারের পদ্ধতিতে শরীরে প্রাকৃতিক কার্যকলাপেও তীব্র গতিতে কার্য করার শক্তি উৎপন্ন হতে পারে।

এইভাবে অ্যাকুপ্রেশার প্রণালী অত্যন্ত সরল এবং কার্যকরী পদ্ধতি। এর দ্বারা রোগকে নষ্ট করার ক্রিয়া অত্যন্ত সহজেই করা যেতে পারে। এটা একটা অত্যন্ত সরল পদ্ধতি, এজন্য এর সাথে অন্য কোনো প্যাথির সঙ্গে কোনো প্রতিযোগীতা বা প্রতিদ্বন্দ্বীতাও নেই।

কিছু রোগীদের যদি ওষুধ খাওয়ার ব্যাপারে বেশী বিশ্বাস থাকে তবে তার সাথে এই প্রণালী গ্রহণ করতেও পারে।

কিছু কিছু রোগ এত মারাত্মক যে তার চিকিৎসা অ্যাকুপ্রেশারে হওয়া সম্ভব নয়, যেমন— অ্যাজমা, টি. বি., বহুমূত্র ইত্যাদি। অতএব এইসব রোগে ওষুধ খাওয়া নিতান্ত আবশ্যক। এর সবচেয়ে বড়ো লাভ হলো যে প্রাথমিক প্রয়োগ-জ্ঞানের ফলে হাত-পায়ের সমস্ত বিন্দু কেন্দ্রের পুরোপুরি জানা হয়ে যায়। এই অবস্থায় যে চাপ সৃষ্টি করা যায়, তা সঠিক হয়।

রোগের লক্ষণ এবং বাস্তবিক বিন্দু

চিকিৎসকরা যে কোনো রোগের চিকিৎসার পূর্বে তার লক্ষণগুলি খুঁজে পাওয়ার চেষ্টা অবশ্যই করেন। সেইভাবে অ্যাকুপ্রেশার প্রণালীতেও সর্বপ্রথম লক্ষণগুলি খুঁজে বের করা আবশ্যক। অর্থাৎ এই যে রোগ কোন অংশ বিশেষে এবং তার সম্বন্ধিত পা, হাত এবং শরীরের অন্যভাগে কেন্দ্রের কী অবস্থা ইত্যাদি জেনে নিয়ে প্রেশার দেওয়া উচিত।

কিছু রোগী তার রোগের ব্যাপারে জানে, তার কি রোগ, কেন লাগছে। তারা অঙ্গের কষ্টের বিবরণও দিতে পারে, কিন্তু কিছু রোগী এসব কিছু বলতে পারেনা, তারা শুধু বলতে পারে—ব্যাথা হচ্ছে। সেক্ষেত্রে রোগীর প্রেশার বিন্দুকে খুঁজে নেওয়ার কাজ স্বয়ং চিকিৎসককেই করতে হয়।

যেকোনো ব্যক্তি মর্ম-বিন্দুকে পরীক্ষা করে সহজেই রোগাক্রান্ত স্থানে চাপ সৃষ্টি করতে পারে। প্রতিবিম্ব কেন্দ্র কোথায় আছে সেটা সামান্য অভ্যাস করলেই জানতে পারা যায়। তারপর রোগ বিশেষের উপর কব্জা করা শুরু করা যায়।

আমার বক্তব্য এটাই, যে—অ্যাকুপ্রেশারের চিকিৎসা শুরু করার আগে চিকিৎসক বা সাধারণ পাঠকদের কোনো যোগ্য ডাক্তারের কাছে পরীক্ষার সমস্ত গুণ শিখে নেওয়া উচিত, যাতে পরে কোনোরকম বাধা সৃষ্টি হতে না পারে।

এই প্রক্রিয়াতে প্রতিবিম্ব কেন্দ্রকে জানাটাই প্রধান। অতএব এই জ্ঞান অর্জনের জন্য বিশেষ সচেষ্ট হতে হবে। যখন আমরা প্রতিবিম্ব কেন্দ্রের ওপর চাপ সৃষ্টি করি, তখন আমরা এটা বুঝতে পারি যে কোন অঙ্গে এবং কোন স্থানে ব্যাথা বা যন্ত্রণা আছে, কিন্তু ব্যাথার আসল কারণ কী সেটা জানা যায় না। অতএব যদি আমরা ডাক্তারি পরীক্ষার দ্বারা মূল কারণকে জেনে নিই, তাহলে পরবতী প্রক্রিয়া খুব সহজ হয়ে যাবে।

বাস্তবিক বিন্দুর পরীক্ষা

1. মস্তিষ্ক
2. পিটুইটারী
3. থাইরয়েড
4. প্যারাথাইরয়েড
5. কিডনী
6. এড্রীনল
7. প্রজনন গ্রন্থি

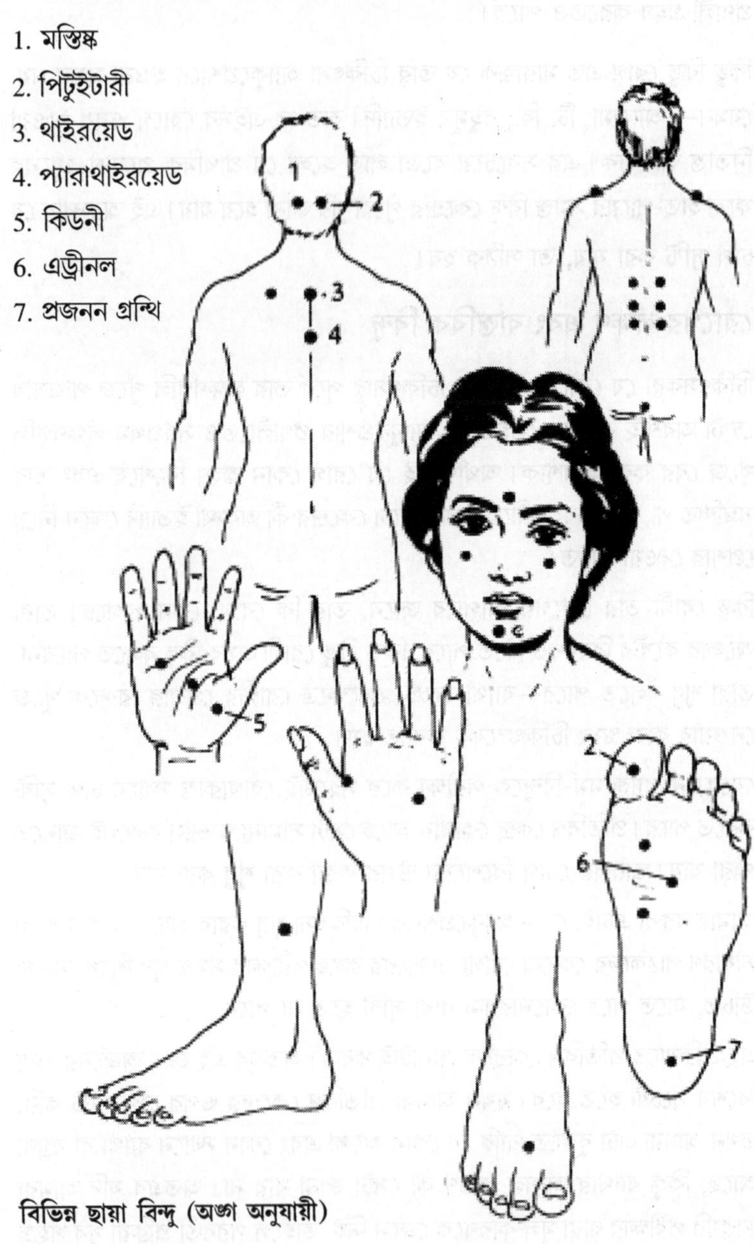

বিভিন্ন ছায়া বিন্দু (অজ্ঞা অনুযায়ী)

চিত্র : 3

নিম্নের চিত্রতে মস্তিষ্ক, স্নায়ু সংস্থান, কণ্ঠ, কাঁধ, নিতম্ব, শিরদাঁড়ার হাড়, হাঁটু, পা ইত্যাদি সংক্রান্ত ছায়া বিন্দুদের দেখানো হয়েছে।

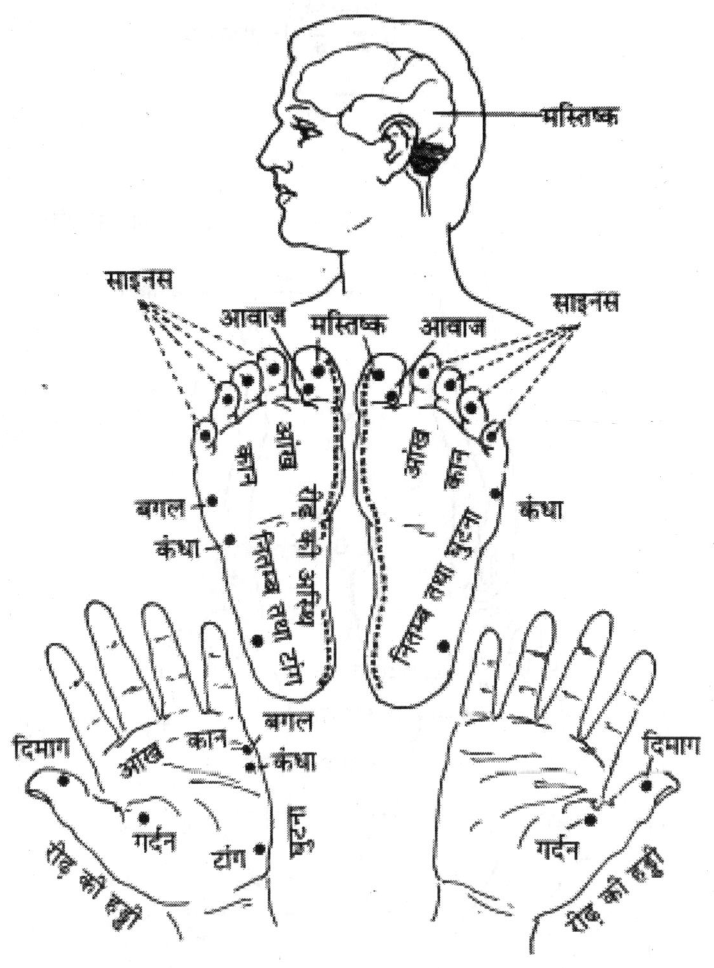

মস্তিষ্ক, স্নায়ু সংস্থান, কান, গলা, কাঁধ,
হাঁটু, পা এবং পায়ের পাতার বিন্দু।

চিত্র : 4

নিচের চিত্রে অন্তঃস্রাবী গ্রন্থিদের স্থিতিকে দেখানো হয়েছে এবং সেই সংক্রান্ত প্রেশার বিন্দুদের অঙ্কিত করা হয়েছে।

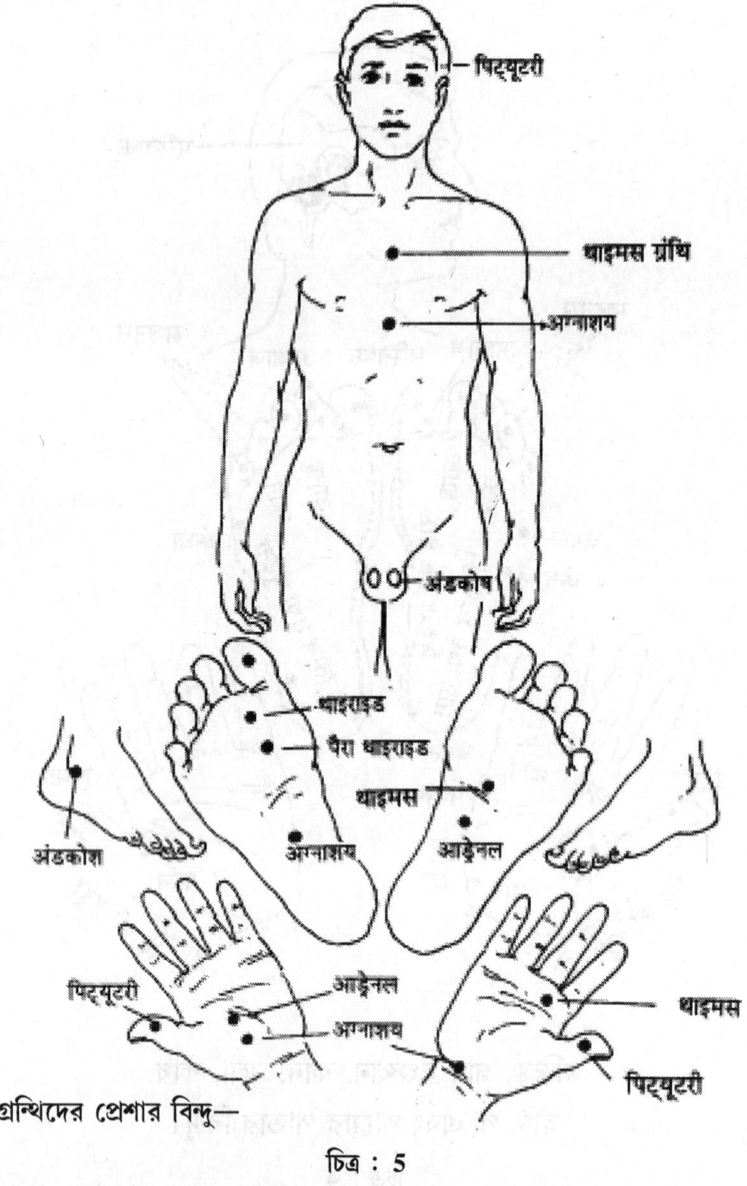

গ্রন্থিদের প্রেশার বিন্দু—

চিত্র : 5

নোট : এই প্রেশার বিন্দুর কার্যকলাপ আগের অধ্যায়ে স্পষ্ট করে বোঝানো হয়েছে।

এই চিত্রে শ্বাসপ্রণালীর সাথে সম্বন্ধীয় বিভিন্ন অঙ্গের এবং প্রেশার বিন্দুদের দেখানো হয়েছে।

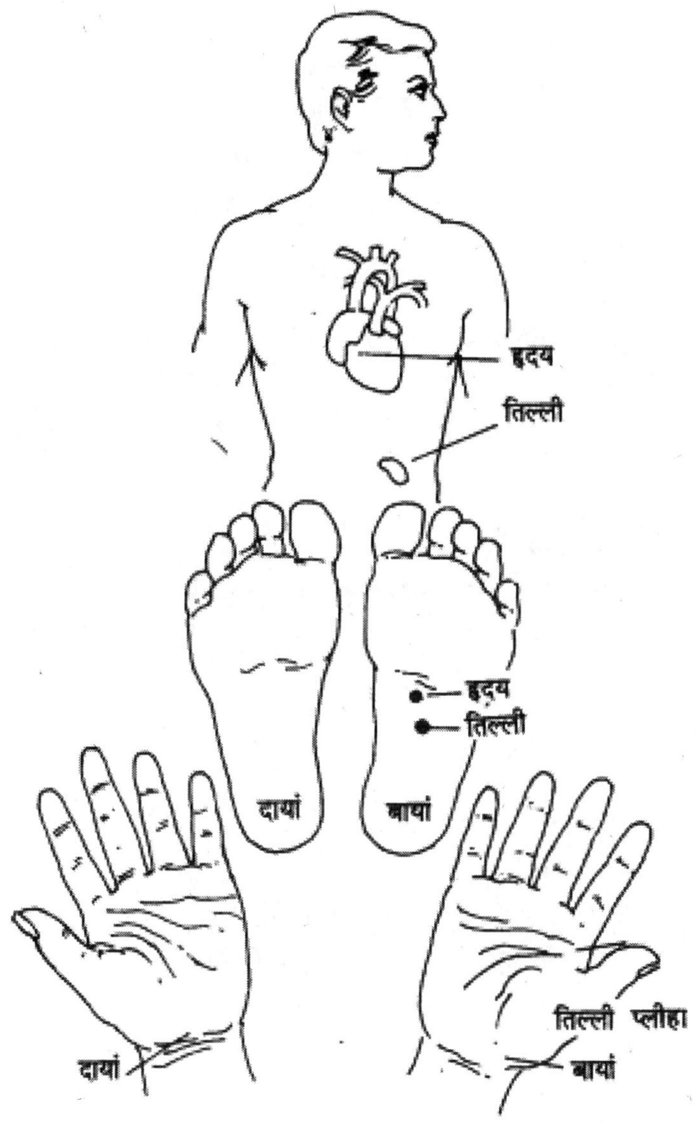

হৃদয় এবং রক্ত সঞ্চার

চিত্র : 6

এই চিত্রে হৃদয় এবং প্লিহার সাথে সম্বন্ধীয় রোগের বিন্দুদের দেখানো হয়েছে।

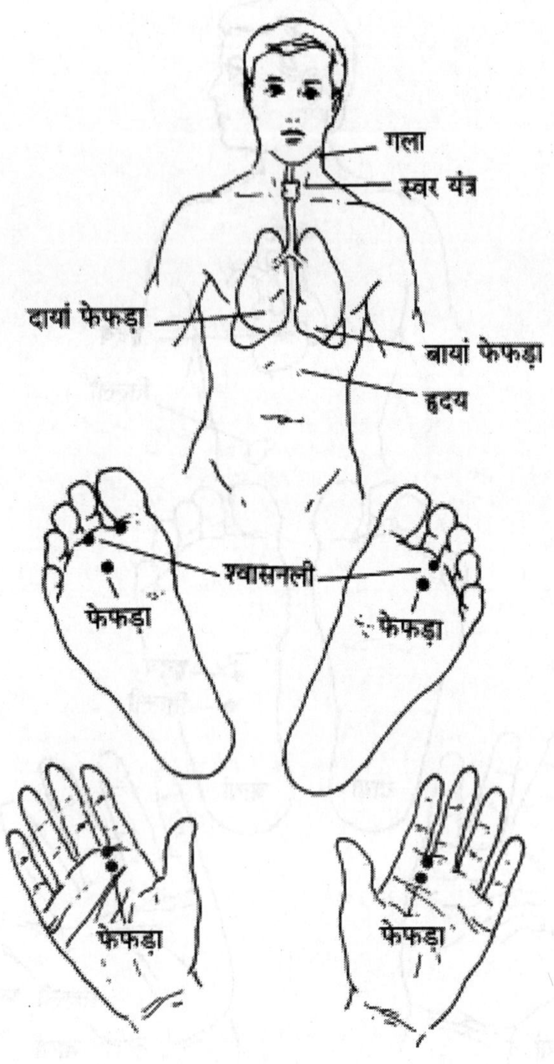

শ্বাস প্রণালীর রোগের জন্য বিন্দু

চিত্র : 7

নীচে দেওয়া ছবিতে স্ত্রীলোকের এবং পুরুষদের গুপ্তরোগ এবং সেই সংক্রান্ত বিন্দুদের দেখানো হয়েছে।

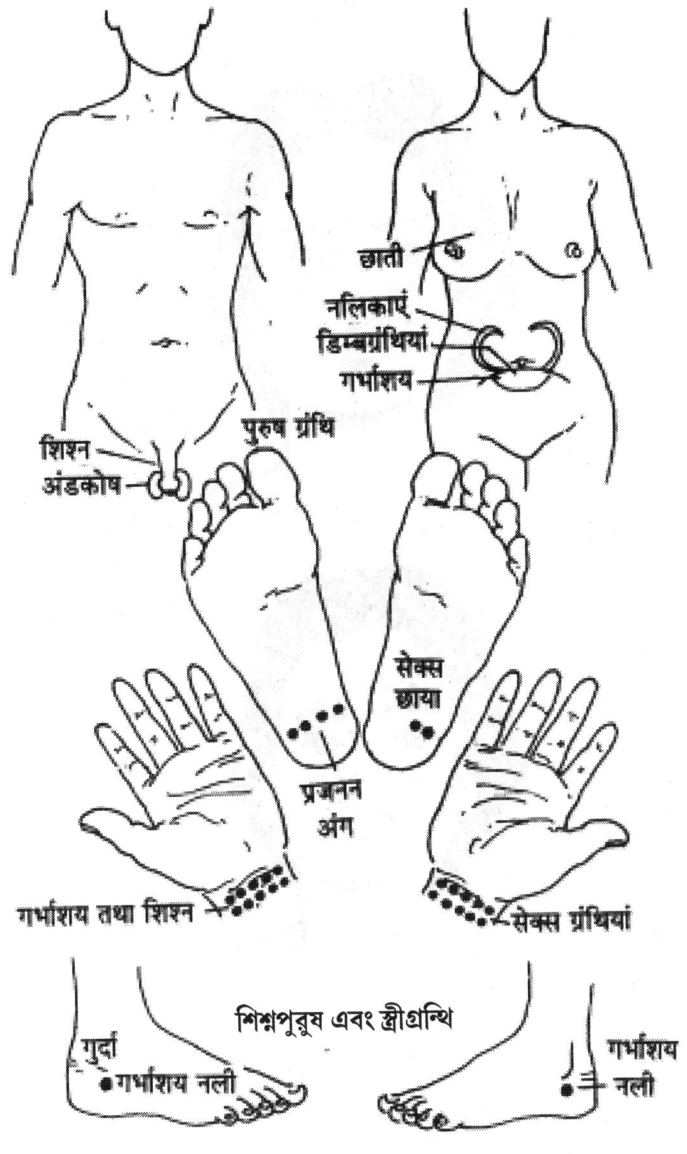

শিশ্নপুরুষ এবং স্ত্রীগ্রন্থি

চিত্র : 8

মানুষের চেহারাতে আকুপ্রেশারের বিন্দু দেখানো হয়েছে। এর প্রয়োগ রোগের অনুসারে ছায়া বিন্দুতে আঙ্গুলের দ্বারা চাপ সৃষ্টি করে চিকিৎসা করা যায়। প্রেশার 3 থেকে 5 সেকেন্ড পর্যন্ত দেওয়া যায়।

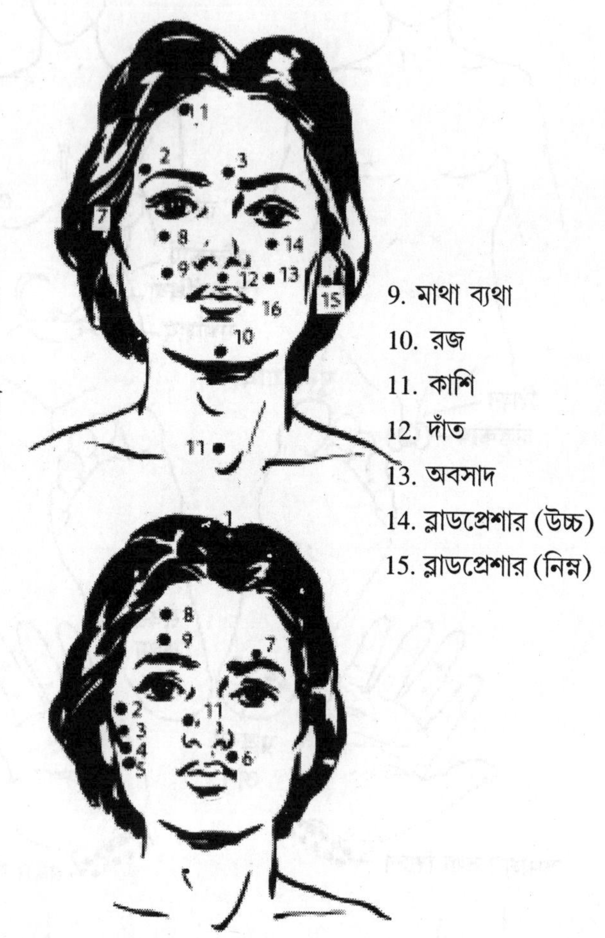

1. স্মরণশক্তি
2. বুকের রোগ
3. মাথা ব্যথা
4. নিদ্রাতে বিঘ্ন
5. কাশি, সর্দি
6. মাথা ব্যথা
7. পক্ষাঘাত
8. শ্বাসকষ্ট
9. মাথা ব্যথা
10. রজ
11. কাশি
12. দাঁত
13. অবসাদ
14. ব্লাডপ্রেশার (উচ্চ)
15. ব্লাডপ্রেশার (নিম্ন)

1. অর্শ
2. কানে ব্যথা
3. বাত
4. দাঁতে ব্যথা
5. অবসাদ
6. অজ্ঞান হয়ে যাওয়া
7. চোখে ব্যাথা
8. চোখে ব্যাথা
9. মস্তিষ্ক
10. মস্তিষ্ক রোগ
11. নাক ব্যথা

চিত্র : 9

কানের রোগ অনুসারে সাধারণত 3 সেকেন্ড প্রেশার দেওয়া উচিত। প্রেশার বৃদ্ধাঙ্গুষ্ঠের দ্বারা দিনে তিন-চার বার দিন। যদি রোগ কঠিন হয় তাহলে প্রেশার দেওয়া উচিত নয়। গর্ভবতী স্ত্রীদেরও প্রেশার দেওয়া উচিত নয়।

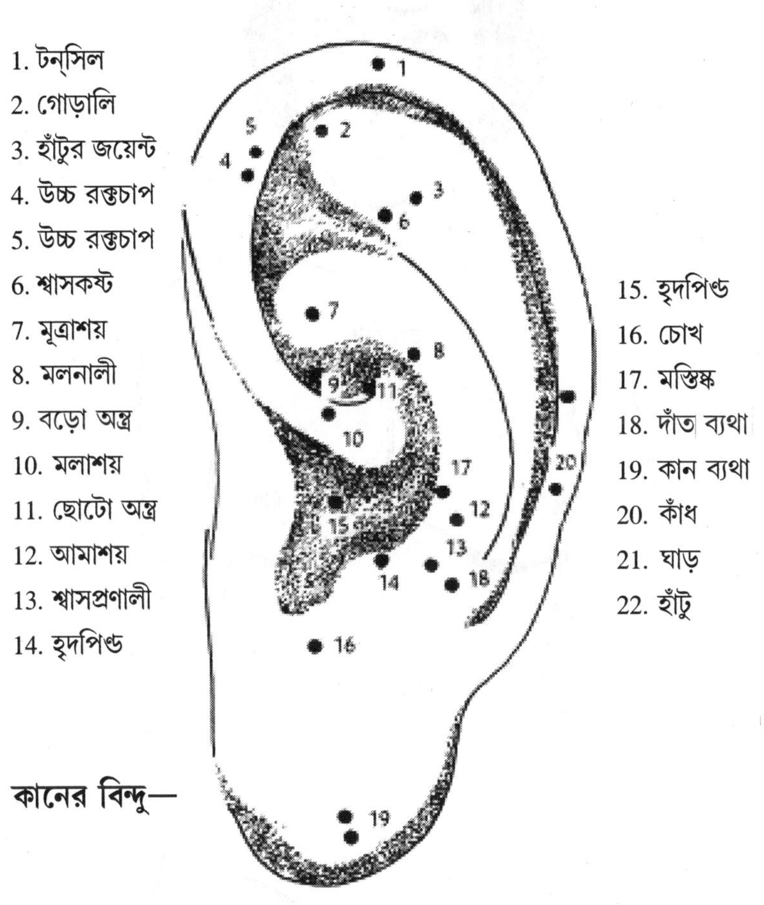

চিত্র : 10

প্রেশার দেওয়ার আগে রোগের লক্ষণ চিনে নেওয়া অত্যন্ত আবশ্যক। সাধারণত কানের চামড়া অত্যন্ত পাতলা হয়, সেজন্য খুব হালকা প্রেশার দিতে হয়। যদি কানে ফোঁড়া হয়—তো প্রেশার না দেওয়াই উচিত।

স্ত্রীলোকের হৃদয়-স্থলের প্রেশার বিন্দু

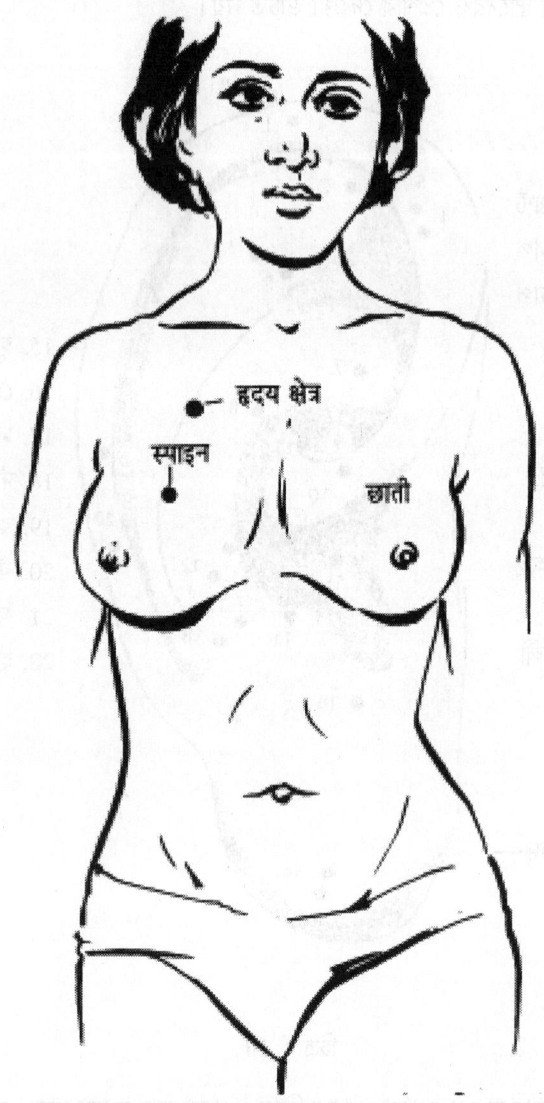

স্ত্রীলোকের হৃদয়-স্থলের প্রেশার বিন্দু

চিত্র : 11

পূর্ববর্তী চিত্রের অধ্যয়নের সময় একথা সহজেই উপলব্ধি করা যায় যে রোগের বাস্তবিক কেন্দ্র (রিপ্লেক্স সেন্টার) শরীরের কোন কোন অংশে উপস্থিত আছে।

আমাদের শরীরে প্রেশার বিন্দু বা প্রতিবিম্ব কেন্দ্র অঙ্গের গঠন অনুযায়ী ওপর-নীচ বা আগে-পরে হতে পারে। এসমস্ত নির্ভর করে রোগীর শারীরিক অঙ্গের গঠনের ওপর। উদাহরণস্বরূপ যদি কোনো লোক ভারী শরীর-সম্পন্ন হয় তাহলে তার প্রেশার বিন্দু রোগা-পাতলা শরীর যুক্ত ব্যক্তির তুলনায় হাত-পায়ে আগে-পরে হতে পারে। সেজন্য চাপ সৃষ্টির সময় কিছুটা ওপর-নীচেও চাপ দেওয়া আবশ্যক, যাতে বিন্দুর সাথে পরিচিত হওয়া যায়।

চাপ-সৃষ্টির জন্য হাতের আঙুল, কাঠের গোল উপকরণ, বেলুন ইত্যাদি যেকোনো জিনিসের দ্বারা করা যায়। এরজন্য নীচে দেওয়া ছবিটি দেখুন :

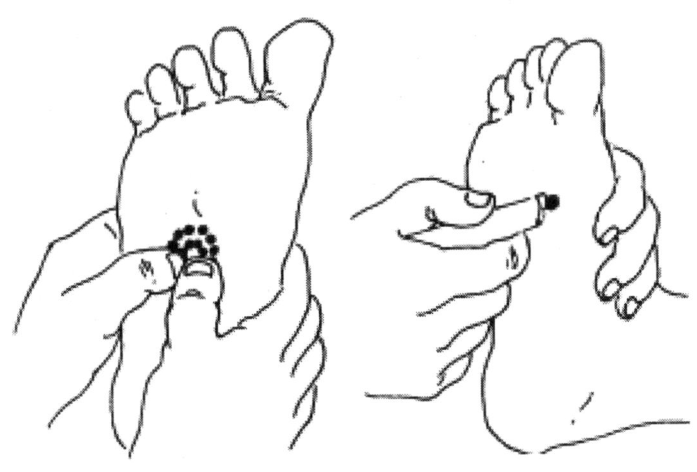

চিত্র : 12

চাপ-সৃষ্টির জন্য বিশেষ কথা :

- চাপ খুব জোরে না দিয়ে হালকাভাবে দিতে হবে।
- একথা সর্বদা খেয়াল রাখতে হবে, যেখানে চাপ-সৃষ্টি করা হচ্ছে সেখানে যেন ব্যাথা না থাকে। যদি ব্যাথা থাকে, তাহলে হাতে-পায়ে চাপ দিয়ে ব্যাথার

জায়গা জেনে নিন। তারপর সেইস্থানে বার-বার আস্তে আস্তে চাপ দিতে হবে। এইসব থেকে বড়ো লাভ এটাই যে আমরা জানতে পারি—ব্যাথা কোন স্থানে আছে। অতএব নতুন কোনো স্থানে আর বাড়বে না। আর চাপ সেই স্থানেই দিতে হবে, যেখানে ব্যাথা হচ্ছে। চাপ একদিনে দুই বা তিন বার দেওয়া উচিত। চাপ দেওয়ার সময়ও নির্দিষ্ট করে নেওয়া উচিত। চাপ দেওয়ার ফলে স্থান-বিশেষে (হাত বা পা) যে রক্ত জমে যায় তা আবার সঞ্চালিত হতে থাকে। চাপ দেওয়ার ফলে অঙ্গে জমে থাকা বিকার যেমন যেমনভাবে পিছলে বেরিয়ে যেতে থাকবে, তেমনি তেমনিভাবে রোগের হাত থেকে মুক্তি পাওয়া যাবে। এর সব থেকে বড়ো প্রমাণ এটাই যে, প্রতিবিম্ব কেন্দ্র বা প্রেশার পয়েন্টের উপর চাপ দেওয়ার সময় ব্যাথা অনুভূত হবে না।

3. প্রেশার সংক্রান্ত আবশ্যক নিয়ম

আমাদের শরীর পাঁচটি তত্বের দ্বারা গঠিত। এই তত্ব অত্যন্ত সংবেদনশীল। ফলে সুস্থ্য থাকার জন্য আমাদের দিনচর্যা, ঋতুচর্যা ইত্যাদির ওপর বিশেষ গুরুত্ব দেওয়া আবশ্যক। যে ব্যক্তি সকালে ব্রাহ্ম মুহূর্তে ঘুম থেকে উঠে নিত্য-প্রাত্যহিক কর্ম সম্পাদন করে সারাদিনের কাজে নিযুক্ত থাকে, তাদের প্রকৃতি অনেক কম দণ্ড দিয়ে থাকে কিংবা একেবারেই দেয় না। অতএব যদি রোগের হাত থেকে রেহাই পেতে হয়, তাহলে আমাদের প্রকৃতির দেওয়া নিয়মে চলতে হবে।

—ড. এ. পি. সিং

বিভিন্ন অঙ্গের উপর চাপ-সৃষ্টির নিয়ম :

যেকোনো অঙ্গের ওপর চাপ দেওয়া আর সঠিকভাবে দেওয়া, এটাই অ্যাকুপ্রেশারের চিকিৎসার প্রধান অঙ্গ, কারণ—আমরা ভুল চাপ দিলে, কোনো লাভের লক্ষণ দেখতে পাব না।

প্রেশার দেওয়ার নিয়ম

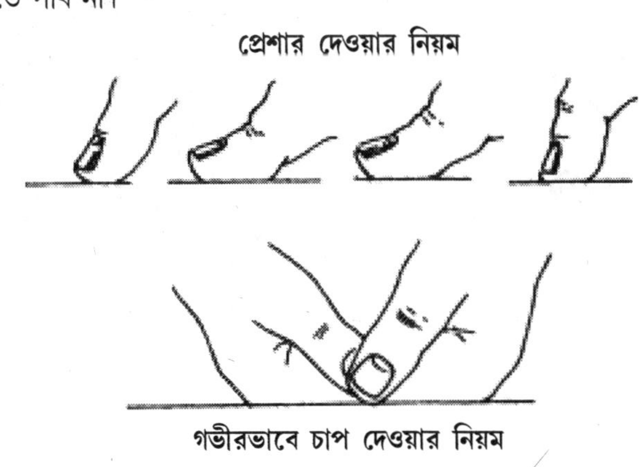

গভীরভাবে চাপ দেওয়ার নিয়ম

চিত্র : 13

সাধারণত প্রেশার হাতের বৃদ্ধাঙ্গষ্ঠ, হাতের মাঝখানের আঙুলের দ্বারা বা এক আঙুলের ওপর অন্য আঙুল রেখে প্রেশার দেওয়া উচিত। তারজন্য নীচে দেওয়া ছবি দেখে চাপ দেওয়ার ক্রিয়া সম্পন্ন করা উচিত।

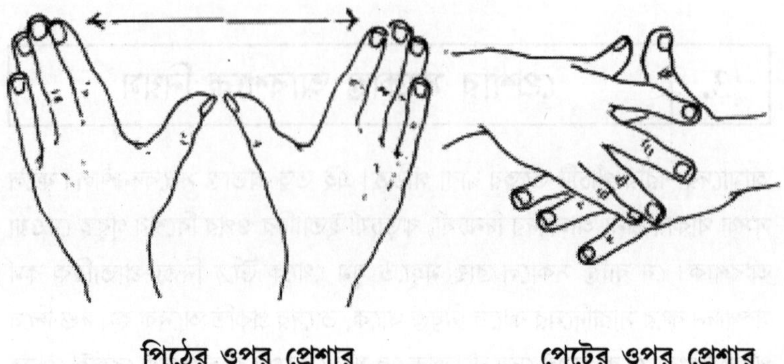

পিঠের ওপর প্রেশার **পেটের ওপর প্রেশার**

চিত্র : **14**

বৃদ্ধাঙ্গুষ্ঠ দ্বারা বা আঙুলের মাথা গভীরভাবে বসিয়ে চাপ সৃষ্টি করা উচিত নয়। এতে প্রথমতঃ প্রেশার ঠিকভাবে পড়ে না, দ্বিতীয়তঃ রোগের জায়গায় প্রেশার যে দেয় তার আঙুলে যন্ত্রণা হতে থাকে। প্রেশার দেওয়ার জন্য বৃদ্ধাঙ্গুষ্ঠ বা আঙুলের চ্যাপ্টা ভাগ অঙ্গ বিশেষের ওপর রেখে আস্তে আস্তে চাপ দেওয়া উচিত। চাপ বাঁদিক থেকে ডান দিকে দিতে হবে। এটা চিত্র—15 তে দেখানো হয়েছে।

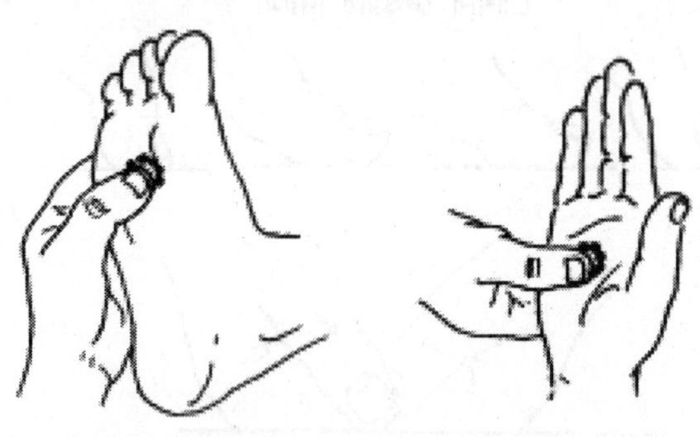

চিত্র : **15**

যদি আমরা এই নিয়মকে কঠিন মনে করি তবে সাধারণ উপায়েও এই চাপ দেওয়া যেতে পারে। সামনে-পিছনে, গোড়ালি, হাঁটু, জঙ্ঘা ইত্যাদির ওপর সামান্য সরষের তেল দিয়ে মালিশের সাহায্যে চাপ দেওয়া যেতে পারে। যদি কোমর এবং পিঠের ওপর চাপ দিতে হয়, তাহলে সেটা ধীরে ধীরে করতে হবে। নিজে চাপ না দিয়ে অন্য কারোর সাহায্য নেওয়া যেতে পারে।

প্রেশার এতটা গভীর হওয়া উচিত যে সেটা ত্বকের ভিতর পর্যন্ত চাপ পড়ে। এর সর্বোত্তম লক্ষণ এটা যে যখন শরীরের ভিতর কোন বিকার উৎপন্ন হয়, তখন ত্বকের রং বদলে যায়।

চাপ দেওয়ার জন্য কিছু উপকরণ :

চাপ দেওয়ার জন্য বৈজ্ঞানিকরা শক্ত রাবার, প্লাস্টিক এবং কাঠের কিছু উপকরণ আবিষ্কার করেছেন। এই সমস্ত উপকরণ অত্যন্ত সরল এবং সুবিধাজনকভাবে তৈরী করা হয়েছে। এর চাপের ফলে ক্রিয়াশীলতা বৃদ্ধি পেতে দেখা গেছে। এর উপযোগীতাও অত্যন্ত ফলপ্রসু।

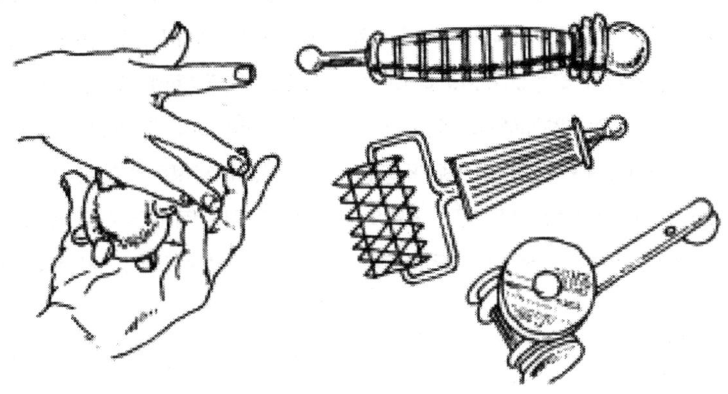

চিত্র : 16

ওপরের উপকরণে জিম্মী নামক একটি উপকরণ আছে। এর দ্বারা পায়ের তালুতে চাপ দেওয়ার খুব সুবিধা হয়। সেইভাবেই এই চিত্রতে দ্বিতীয় উপকরণও দেখানো হয়েছে। একে অ্যাকুপ্রেশার ম্যাসেজার বলা হয়। এই চাপের ক্রিয়া মুখ্য অঙ্গ ছাড়াও অঙ্গের আশ-পাশের ওপরও ক্রিয়া করে। এটা একটা রাবারের বলের

উপকরণ; যাতে পীড়িত স্থানে প্রেশার দিতে সুবিধা হয়। এতে 14 টা কোণ থাকে। এটা হাতের তালুতে রেখে চাপ দিলে সেই সংক্রান্ত রোগ দুর হয়ে যায়। এই ম্যাসেজারকে প্রথমে বাঁ হাতের তালুতে রাখতে হবে। তারপর দ্বিতীয় অর্থাৎ ডান হাতের তালুতে প্রেশার দিতে হবে। এই প্রেশার 2-3 মিনিট পর্যন্ত দিনে দুই থেকে তিনবার ঘোরানো যায়। এটা সেই সমস্ত লোকের জন্য অত্যন্ত উপকারী যাদের হাতে কোনো প্রকারের বিকার আছে, যেমন—হাত বা আঙ্গুলে ব্যথা, হাত কাঁপা, আঙ্গুল অবশ হয়ে যাওয়া, আঙ্গুলের জোর কমে যাওয়া ইত্যাদি। এই সমস্ত রোগ এই ম্যাসেজারের দ্বারা চাপ দিলে আস্তে আস্তে উপশম হতে থাকে।

ম্যাসেজারের দ্বারা প্রেশার দেওয়ার জন্য কোনো চিকিৎসকের আবশ্যকতা থাকে না। এই উপকরণের দ্বারা নিজেই সুবিধানুসারে দেওয়া যেতে পারে। এমনিতে তো আঙ্গুলের প্রেশার কাজ করবে। কিন্তু যাদের হাত, পায়ের ত্বক কঠিন, তাদের জন্য ম্যাসেজার যাদুর মতো কাজ করবে।

প্রেশার দেওয়ার জন্য অন্য আর একটি উপকরণ বেলন বা রোলারের ব্যবহারও করা যায়। নীচে দেওয়া চিত্রে পায়ের প্রেশার বিন্দুতে চাপ দেওয়ার জন্য নিয়ম দেওয়া হয়েছে। এই বেলন বাজারে পাওয়া যায় বা যে কোনো ছুতোরকে দিয়ে বানিয়ে নিতে পারেন। এরজন্য কোনো চেয়ারে বসে নীচে বেলন রেখে দিতে হবে। তারপর দু'পায়ের তালু বেলনের ওপর রেখে আস্তে আস্তে ঘোরাতে হবে। একটা পা কিংবা দুই পা একসাথে ঘোরানো যেতে পারে। এই ক্রিয়া 2 থেকে 5 মিনিট করতে হবে। বেলন দিয়ে প্রেশার দেওয়ার কাজ পেটের ওপরও করা যায়। এতে পেটের রোগও দুর হয় এবং অতি-নিদ্রাও ঠিক হয়ে যায়। বেলন ঘোরানো বা চাপ দেওয়ার এই ক্রিয়া পেটের ওপর করার সময় একটা পাতলা কাপড় দিয়ে করতে হবে।

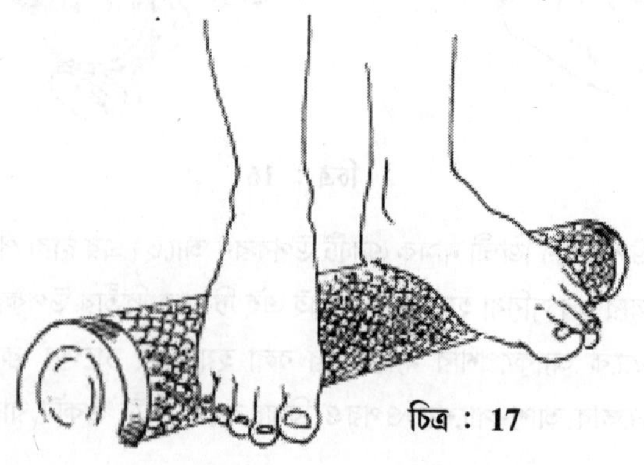

চিত্র : **17**

যদি হাতের উপর চাপ-সৃষ্টি ক্রিয়া করতে হয় তাহলে রাবারের ছোট বলকে হাতের তালুর ওপর রেখে সামান্য গভীরভাবে ঘোরাতে হবে। এতে হাতের বিভিন্ন বিন্দুর ওপর প্রেশার পড়বে আর রোগ আস্তে আস্তে কমতে থাকবে। যদি গোড়ালির হাড়ে, মাথাতে, পায়ে ব্যথা থাকে তাহলে কোনো চ্যাপ্টা লাঠি দিয়ে পায়ের তলাতে চাপ দিতে হবে। আমাদের দেশে আগে খড়ম পরার রীতি ছিল, যা আজ আর দেখা যায় না। তার উদ্দেশ্য ছিল পায়ের তলার বিন্দুতে চাপ-সৃষ্টি করা অর্থাৎ শারীরিক রোগকে কম করা। এতে মানসিক অবসাদও দূর হয়। পায়ে বার বার ঝটকা দিলেও মস্তিষ্কের জোর বাড়ে। পায়ে আঙটি, খড়ম পরেও আঙ্গুলে চাপ সৃষ্টি হয়, যার ফলে কেন্দ্রে নিজে থেকেই প্রেশারের শক্তি পাওয়া যায়। এজন্য কাঠের খড়ম পরা খুবই লাভভদায়ক।

আর একটি পদ্ধতি হ'ল হাত এবং পায়ের আঙ্গুলে রাবার ব্যান্ড বাঁধা। এতে মাথাব্যথা, পক্ষাঘাত, মানসিক রোগ, চোখ এবং কানের রোগ, দাঁতের যন্ত্রণা, গাঁটের ব্যাথা, হাত-পায়ের জড়তা ইত্যাদি রোগের অত্যন্ত উপশম হয়। এই ব্যান্ড 2 থেকে 3 মিনিট পর্যন্ত বাঁধা উচিত। বাঁধার সময় আঙ্গুলের রং যেন স্বাভাবিক থাকে। যদি বাঁধার দু'তিন মিনিট পরে আঙ্গুল নীল বর্ণের হয়ে যায় তাহলে ব্যান্ড খুলে ফেলা উচিত। ব্যান্ড অত্যন্ত কষে বাঁধা উচিত নয়। বাঁধা এবং খোলার সময় আলগা রাখতে হবে।

কখনো কখনো দেখা যায় রাবার, প্লাস্টিক কিংবা কাঠের দ্বারা প্রেশার দেওয়ার ফলে প্রেশার পয়েন্টের জায়গায় যন্ত্রণা হতে থাকে, বিশেষ স্থানে নীল বর্ণ ধারণ করে, কিংবা চুলকাতে থাকে। এই লক্ষণ দেখে ঘাবড়াবেন না। কারণ এগুলি প্রাকৃতিক লক্ষণ, যা প্রেশার বিন্দুতে চাপ-সৃষ্টির ফলে বেরিয়ে আসে। কিন্তু আস্তে আস্তে আবার সেটা নিজেই স্বাভাবিক হয়ে যায়। আসলে এই লক্ষণ রক্তের চলাচল বন্ধ হয়ে যাওয়ার ফলে হয়। যখন রক্ত চলাচল স্বাভাবিক হয়ে যায় তখন যন্ত্রণা বা অন্যান্য লক্ষণও ধীরে ধীরে চলে যায়।

চাপ কতক্ষণ পর্যন্ত দেওয়া যেতে পারে :

চাপ সৃষ্টির জন্য এটাও বোঝা আবশ্যক যে প্রেশার বিন্দুর ওপর চাপ কতক্ষণ পর্যন্ত দেওয়া যেতে পারে। চাপ খুব হালকাভাবে দেওয়া উচিত, যাতে রোগীর কোনোরকম কষ্ট না হয়। তার সাথে এ ব্যাপারেও লক্ষ্য রাখতে হবে, যে—ত্বকের নীচে

গভীরভাবে দাগ না পড়ে। শুরুতে চাপ—10 থেকে 15 সেকেন্ড পর্যন্ত রাখা যেতে পারে। তারপর সময়ের গতি আস্তে আস্তে বাড়াতে হবে।

প্রত্যেক বিন্দুতে প্রেশার কতক্ষণ দেওয়া যেতে পারে এবং কোন কোন সময় দিতে হবে সে ব্যাপারে চিকিৎসকরা একমত নন। কিছু চিকিৎসকদের বক্তব্য—প্রেশার বিন্দুতে চাপ অন্তত 5 মিনিট পর্যন্ত, তার বেশি হলে 10 মিনিট পর্যন্ত অবশ্যই দেওয়া যেতে পারে। কিছু চিকিৎসকদের মতে—2 থেকে 5 মিনিট পর্যন্ত দেওয়া যেতে পারে। কিন্তু আমার মতে এই প্রেশার নিম্নলিখিত রূপে দেওয়া যেতে পারে।

1. ছোটো বাচ্ছার ওপর—3 থেকে 7 মিনিট পর্যন্ত।
2. কিশোর-কিশোরীদের ওপর—5 থেকে 10 মিনিট পর্যন্ত।
3. বয়স্কদের ওপর—5 থেকে 15 মিনিট পর্যন্ত।
4. বৃদ্ধদের ওপর—3 থেকে 7 মিনিট পর্যন্ত।

যদি রোগ পুরোনো হয় তাহলে, তার সাথে সাথে—প্রথম সপ্তাহে প্রতিদিন, আর তারপরে সপ্তাহে 3 বার দেওয়া উচিত। যখন রোগ উপশম হতে থাকবে তখন সপ্তাহে 1 বার প্রেশার দিয়ে, পুনরায় কিছুদিন চাপ দেওয়া বন্ধ রাখতে হবে।

যদি রোগ হৃদয়, মলনালী এবং ফুসফুস সংক্রান্ত হয় তাহলে রোগীকে নির্জন স্থানে বসিয়ে সপ্তাহে দুই বা তিন বার প্রাতঃকালে চাপ দিতে হবে। এই সমস্ত রোগীদের প্রায় হালকা চাপ দিতে হবে। কারণ গভীরভাবে বা জোরে চাপ দিলে রোগীর কষ্ট হতে থাকে এবং পরে সে প্রেশার দেওয়ানোর জন্য রাজী হয় না। রোগের অবস্থা দেখে তবেই চাপ সৃষ্টি করতে হবে এবং তার শক্তি বাড়াতে হবে।

চাপ-সৃষ্টির জন্য কিছু আবশ্যক উপদেশ :

1. চাপ দেওয়ার জন্য রোগীকে সমতল জায়গায় খোলা হাওয়াতে বসাতে হবে। যদি চাপ নিজেকেও দিতে হয়, তাহলেও সমতল জায়গায়, খোলা শুদ্ধ বায়ুতে বসা উচিত।
2. প্রেশার দেওয়ার আগে রোগীকে দু'তিনটি কথা বুঝিয়ে দিতে হবে। যেমন—রোগী যেন নিশ্চিন্ত হয়ে বসে, শরীরকে ঢিলে রাখে, মনে কোনোরকম দ্বিধা-দ্বন্দ্ব না রাখে। গরমের দিনে রোগীকে পরিচ্ছন্ন করে পরিষ্কার কাপড় পরাতে হবে।

3. রোগীর পাশে 4/5 মিনিট এমনি বসে থেকে তাকে বলতে হবে সে যেন অন্তত 10 বার গভীরভাবে শ্বাস নেয়।

4. প্রেশার দেওয়ার আগে প্রেশার বিন্দু চিনে নিতে হবে, তারপর সেই বিন্দুর উপর সামান্য সরষের তেল বা শুদ্ধ ঘি দিয়ে মালিশ করতে হবে। এতে ত্বকের উপর মসৃণতা আসে আর চাপও সঠিকভাবে পড়ে। যদি তৈলাক্ত পদার্থে কোন এলার্জি হওয়ার সম্ভাবনা থাকে তাহলে পাউডার ব্যবহার করা যেতে পারে। কিছু ডাক্তাররা পাউডারকেই উত্তম মনে করেন।

5. যিনি প্রেশার দেবেন সেই ব্যক্তি বা চিকিৎসককেও পরিষ্কার-পরিচ্ছন্ন থাকতে হবে। তার গায়ে যেন দুর্গন্ধ না থাকে। হাত সাবান দিয়ে ধুয়ে নিতে হবে। আর নখও যেন বড়ো না থাকে।

6. আকুপ্রেশার দ্বারা চিকিৎসা করানোও খুব কঠিন। অতএব এর দ্বারা চিকিৎসা প্রশিক্ষণ-প্রাপ্ত ডাক্তারের দ্বারা করা উচিত। যদি স্বয়ং নিজেকে করতে হয় তবে ভালোভাবে অধ্যয়ন করে নেওয়া উচিত। আবশ্যকতা অনুযায়ী প্র্যাকটিক্যাল ট্রেনিং-ও নেওয়া উচিত। এর সাহায্যে হার্ট, মলনালী, বক্ষ ইত্যাদির চিকিৎসা না করানোই ভালো। কারণ এগুলিকে কঠিন রোগ মনে করা হয়। এর চিকিৎসার জন্য কোনো যোগ্য ডাক্তারের সাথে পরামর্শ করা উচিত।

7. রোগাক্রান্ত স্থানের উপর চাপ দেওয়ার সাথে সাথে হাত-পায়ের উপরও মাঝে মাঝে চাপ দেওয়া উচিত। এতে সমস্ত শরীরে রক্ত চলাচল স্বাভাবিক হয়।

8. স্ত্রীলোকের শরীরে চাপ দেওয়ার সময় কিছু ব্যাপারে লক্ষ্য রাখতে হবে।—

    (ক) স্ত্রীলোকেদের শরীরের ত্বক অত্যন্ত মোলায়েম হয়। অতএব রোগাক্রান্ত স্থানে চাপ ধীরে ধীরে দিতে হবে।

    (খ) যদি স্ত্রীলোকের সাংঘাতিক কোনো রোগ হয় তাহলে সেখানে প্রেশার দেওয়ার কোনো ক্রিয়া করা উচিত নয়।

9. গর্ভবতী মহিলাদের প্রেশার দেওয়ার কার্য শুধুমাত্র সেইসব স্থানেই করা যায় যার সঙ্গে গর্ভের কোনো সম্পর্ক নেই।

10. যদি হাড় ভেঙে যায়, মুচকে গিয়ে থাকে, কোনো অংশ জুড়ে গিয়ে থাকে; তাহলে প্রেশার দ্বারা চিকিৎসা করা উচিত নয়।

11. সংক্রামক রোগের চিকিৎসাও প্রেশারের দ্বারা করলে কোনো ফল হয় না। অতএব এধরণের রোগের চিকিৎসা অন্য চিকিৎসা প্রণালীতে করাই শ্রেয়।

12. আকুপ্রেশার চিকিৎসা প্রণালী দ্বারা চিকিৎসা করানোর সময় পুষ্টিকর খাদ্য, যেমন—দুধ, ঘি, ফল, সবুজ শাকপাতা ইত্যাদি সঠিকভাবে গ্রহণ করা উচিত।

13. শরীর ক্লান্ত থাকলে কিছুক্ষণ বিশ্রাম করে তারপর অ্যাকুপ্রেশার চিকিৎসা করানো উচিত।

14. যদি মেরুদণ্ডের হাড়, নাড়ীর যন্ত্রণা বা জয়েন্টের ব্যাথা থাকে, তাহলে বেশী চলাফেরা করা উচিত নয়। এতে পূর্ণ বিশ্রামের প্রয়োজন।

15. এই প্রণালীর সবচেয়ে বড়ো গুণ হলো—স্বাস্থ্য-বিজ্ঞানের সামান্য জ্ঞান থাকলেও সেই ব্যক্তি এই চিকিৎসা করতে পারে।

16. এই প্রণালীতে ট্রেনে বা বাসে চলাচলের সময়ও চাপের ক্রিয়া চালানো যায়।

17. এই চিকিৎসাতে সুস্থ্য ব্যক্তিও হাত-পায়ে সামান্য প্রেশার দিতে পারে। এটা করলে রোগের থেকে রেহাই পাওয়া যায় আর শরীর এবং মন দুটোই উজ্জীবিত থাকে।

18. ডাঃ ফ্রেংক বলেছেন—মানসিক অবসাদ দুর করার জন্য অ্যাকুপ্রেশার অত্যন্ত ফলদায়ী প্রণালী। অতএব এটা মানসিক কার্য করে এমন লোকেদের জন্য অত্যন্ত উপযোগী।

19. অ্যাকুপ্রেশার চিকিৎসকরা আবিষ্কার করার পর লিখেছেন—আমাদের শরীরে নাভিচক্র এবং হাত-পায়ের গুরুত্ব অনেক বেশি। এই অঙ্গ সমস্ত শরীরের ভ্রমণচক্রের অন্তর্গত। অতএব বিভিন্ন অঙ্গের উপর প্রেশার দেওয়ার পর নাভিচক্র সংক্রান্ত অঙ্গের উপরও চাপ অতি অবশ্যই দিন। এই চাপ পা এবং হাতে থাকে। বাস্তব জ্ঞানের জন্য ছবিটি দেখুন।—

20. অ্যাকুপ্রেশার প্রণালীতে এটাই বৈশিষ্ট্য যে এই চিকিৎসায় কোনো বিরূপ প্রতিক্রিয়া হয় না।

আমাদের শরীর অত্যন্ত সংবেদনশীল। এতে পরিসঞ্চরণ তন্ত্রের রচনা করা হয়েছে। এই তন্ত্রে হৃদয়, রক্তবাহিকা আর লসীকা বাহিনীও তাদের জাল বিস্তার করে আছে। এই জালে ছোট ছোট তন্তুও থাকে। যা শরীরের বিভিন্ন অঙ্গাকে পোষণ করে। যদি বিকার উৎপন্ন হয়, তাহলে তাতে সুক্ষ্মাণু উৎপন্ন হয়। যা শরীরে কষ্ট দেয়। শরীরের লসীকা তন্ত্র এই সুক্ষ্মাণুকে মারতে থাকে। যদি শরীরের

কোন অঙ্গে ইন্‌ফেকশান বা সংক্রমণ হয় তবে লসীকা তার সামনে অবরোধ সৃষ্টি করে দাঁড়িয়ে পড়ে, যাতে সারা শরীরকে সংক্রমণ হওয়া থেকে বাঁচায়। এই কারণেই চিকিৎসকরা প্রায়শই এমন ওষুধ দেন যাতে লসীকা তন্ত্র উজ্জীবিত থাকে। অ্যাকুপ্রেশার প্রণালীতে চিকিৎসা করালে লসীকা তন্ত্র শক্তিশালী হয়ে যায়। তাকে শক্তিশালী করার জন্য হাত এবং পায়ের প্রেশার বিন্দুতেও চাপ দিতে হবে।

নিম্নে দেওয়া চিত্রে প্রেশার বিন্দু দেখানো হয়েছে—

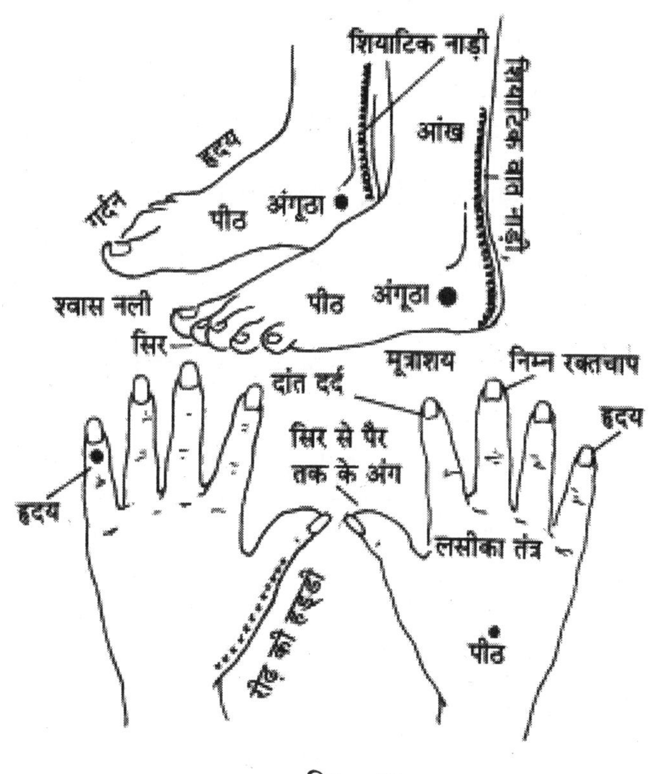

চিত্র : 18

অ্যাকুপ্রেশার প্রণালী দ্বারা কোনো প্রকার ক্ষতি হয় না। আপনি যেকোনো ওষুধ এর সাথে গ্রহণ করতে পারেন। কিন্তু লক্ষ্য রাখতে হবে যেন সেটা হাই-পাওয়ারের না হয় এবং তার কোনো সাইড-এফেক্ট না উৎপন্ন হয়। মনে রাখবেন এই প্রণালী প্রাকৃতিক নিয়মের উপর আধারিত। অতএব এতে হানির কোনো সম্ভাবনা নেই।

4 পেটের রোগ

কোষ্ঠকাঠিণ্য

কোষ্ঠকাঠিণ্যর ফলে পেট ভারি হয়ে থাকে, ব্যাথা হয়, খাওয়া-দাওয়ায় অরুচি, অস্থিরতা, চঞ্চলতা ইত্যাদি উপলব্ধি হয়। কখনও নাড়ী ভারি, কখনো মাথা ভারি হয়ে যায় অর্থাৎ কোষ্ঠকাঠিণ্যের ফলে মাথা ব্যাথা করে। পেটে বায়ুর সৃষ্টি হয় আর যতক্ষণ সেটা অপানবায়ু হয়ে নির্গত না হয় ততক্ষণ রোগী অত্যন্ত কষ্ট পায়।

কোষ্ঠকাঠিণ্য দুর করার জন্য কিছু প্রাকৃতিক নিয়ম :

কোষ্ঠাকাঠিণ্য তাড়াবার জন্য কিছু প্রাকৃতিক নিয়মের প্রতিও আমাদের লক্ষ্য দেওয়া আবশ্যক। যেমন—

1. প্রতিদিন সকালে-সন্ধ্যায় নিয়মিত ব্যায়াম, ভ্রমণ এবং সম্পূর্ণ ঘুমের একান্ত প্রয়োজন।
2. সকালে অন্তত 1 লিটার জল খাওয়ার পর শৌচ-ক্রিয়া করতে হবে। জল যদি তামার পাত্রে কিছুক্ষণ রাখার পর খাওয়া যায়, তবে তাতে পেট পরিষ্কার হয়ে যায়।
3. সারাদিনে অন্তত 5 লিটার জল খাওয়া উচিত।
4. খাদ্যগ্রহণের অন্তত এক ঘন্টা পরে জল খাওয়া উচিত। খাবার খেতে খেতে জল খাওয়া একদম উচিত নয়।
5. খাদ্য যেন সুপাচ্য, পুষ্টিকর এবং ঝাল-মশলা ছাড়া হয়। তন্তুযুক্ত বা আঁশওয়ালা খাবার অত্যন্ত লাভজনক হয়ে থাকে।
6. খাদ্যকে ভালোভাবে চিবিয়ে খাওয়া উচিত। শোওয়ার অন্তত 2 ঘন্টা আগে খাদ্য গ্রহণ করা উচিত। রাতে খাদ্য-গ্রহণের পর কিছুক্ষণ অবশ্যই হাঁটবেন।
7. শরীরকে সুস্থ্য রাখার সাথে সাথে মনকেও সুস্থ্য রাখতে হবে। মনে ক্রোধ, চিন্তা, মোহ, লোভ ইত্যাদির ভাব না আসে।

অর্শ :

অর্শ মলাশয়ে হয়। এতে শিরা ফুলে যায়। এই রোগ সব সময় কোষ্ঠাকাঠিণ্যের ফলেই হয়ে থাকে। অর্শ মলদ্বারের শ্লেষ্মিক ঝিল্লীর উত্তেজনা এবং ঐ জায়গায় রক্তবাহিকাদের বন্ধ হয়ে যাওয়ার ফলেই হয়। যে সমস্ত লোকেরা শুধুমাত্র বসেই কাজ করে অর্থাৎ শারীরিক শ্রম করে না, তাদের এই রোগ খুব শীঘ্র হয়। আবার কিছু লোক মদ, বিড়ি, সিগারেট ইত্যাদি খায়, তারাও অর্শে আক্রান্ত হয়ে থাকেন।

বৃদ্ধ-পুরুষদের পোস্টেড গ্লান্ড বেড়ে যায় আর কখনো কখনো মুত্রাশয়ে পাথর জমে যায়। এধরণের লোকেদেরও অর্শ হতে দেখা দেয়।

ভগন্দর :

এই রোগও অর্শের মতই। অতএব এর কারণ এবং লক্ষণও অর্শের মতই হয়ে থাকে।

চিকিৎসা পদ্ধতি :

অ্যাকুপ্রেশার চিকিৎসা পদ্ধতিতে কোষ্ঠকাঠিণ্য, অর্শ এবং ভগন্দরও খুব অল্প দিনেই ঠিক করা যায়। এরজন্য পাচনতন্ত্র মলাশয়ের আশেপাশে এবং অন্য বিন্দুতে দিনে দু'তিন বার প্রেশার দিতে হবে। যদি অর্শ পুরনো হয়ে যায়, তাহলে

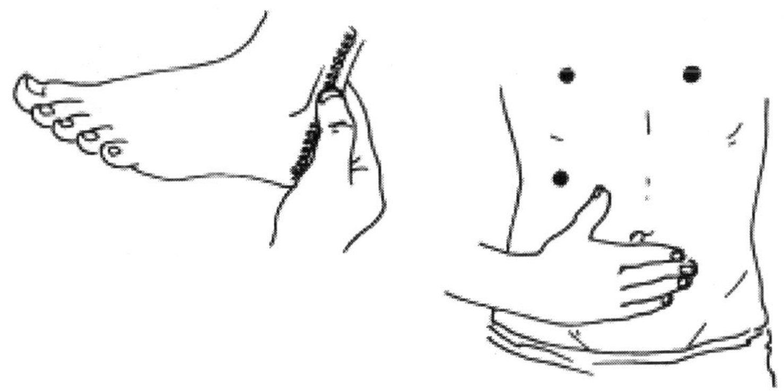

চিত্র : 19

মুখ্য অঙ্গের প্রেশার বিন্দুর সাথে সাথে অন্য বিন্দুতে চাপ দিতে হবে। এছাড়া দুই পায়ের তলা এবং গোড়ালিতেও চাপ দিতে হবে।

প্রেশার দেওয়ার সাথে সাথে আঙুলের দ্বারা ত্বকের ওপর মালিশও করতে হবে। যদি অর্শ অত্যন্ত বাড়াবাড়ি হয় তাহলে সকালে প্রাত্যহিক ক্রিয়ার পর তক্তা বা খাটে পীঠের বলের সাহায্যে শুয়ে পড়ুন। তারপর নাভির এক আঙুল নীচে চাপ দিন।

কোষ্ঠাকাঠিণ্য, অর্শ এবং ভগন্দরের মতো রোগকে নষ্ট করার জন্য প্রকৃতি আমাদের হাতে দু'টি প্রেশার বিন্দু দিয়েছে। এর একটা প্রেসার বিন্দু হাতের কব্জির নিচে, আর দ্বিতীয়টি হাতের বুড়ো আঙ্গুলের নীচে থাকে। অতএব এই দুই স্থানে আস্তে আস্তে প্রেশার দিতে হবে।

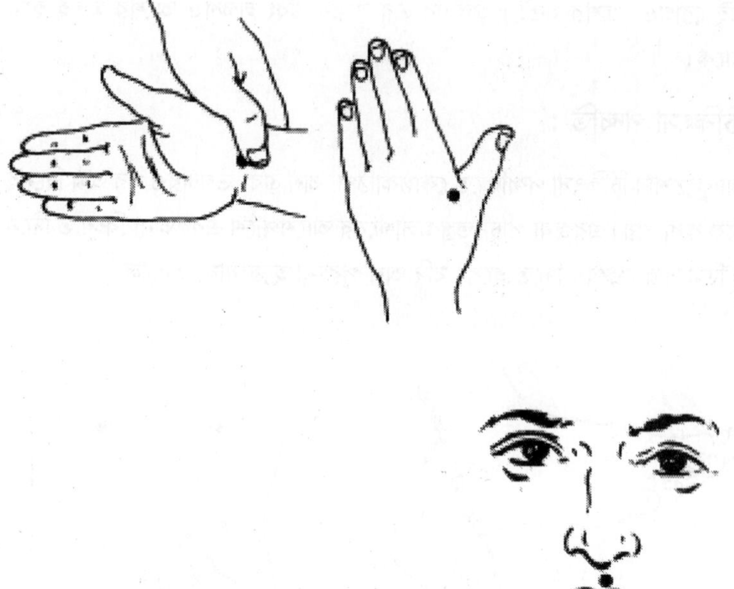

চিত্র : 20

উপযুক্ত অঙ্গের ওপর প্রেশার দেওয়ার পর মুখমণ্ডলের নীচে ঠোঁটের উপর বৃদ্ধাঙ্গুষ্ঠ দিয়ে চাপ দিতে হবে। এই চাপ 10 সেকেন্ড থেকে 7 মিনিট পর্যন্ত দেওয়া যায়।

পেটের ব্যথা :

অজীর্ণ, কোষ্ঠকাঠিণ্যের জন্য, মলের দ্বারা পাকস্থলীতে বিকার সৃষ্টি হয়, সেই কারণে পেটে ব্যাথা হয়। যদি পেটে অত্যন্ত যন্ত্রণা হয়, তাহলে তার আসল কারণ আমাশয়ের রোগ। পেস্টিক আলসার, ক্যান্সার, ছোট বড়ো অন্ত্রের রোগ, যকৃত এবং পিত্তাশয়ের রোগ, মলদ্বারের রোগ ইত্যাদি হতে পারে। কখনো কখনো খাদ্য সঠিকভাবে হজম না হওয়ার জন্যও পেটে ব্যাথা হয়। পেটে গ্যাস হওয়া ও বায়ু জমে যাওয়ার ফলেও পেটে ব্যাথা হতে পারে।

চিকিৎসা পদ্ধতি :

পেটে ব্যাথা হলে পাচন-তন্ত্রের সমস্ত অঙ্গোর উপর প্রেশার দিতে হবে। উদাহরণের জন্য নাভির নীচে, নাভির উপর, দু'দিকে কোক্সার মধ্যে, ডান পায়ের হাঁটুর দু আঙ্গুল নিচে আস্তে আস্তে চাপ দিলে পেটের ব্যাথায় অত্যন্ত আরাম পাওয়া যায়।

হেচকি ওঠা :

উল্টো পাল্টা খাওয়া-দাওয়া, টক কিংবা মুখোরোচক খাবার-দাবার, গলা খুসখুস করা ইত্যাদি থেকে হেচকি আসে। এতে মানুষ অত্যন্ত ঘাবড়িয়ে যায়।

চিকিৎসা পদ্ধতি :

হেচকি দুর করার জন্য মাথা আর পিঠের ওপরের অংশে প্রেশার দিতে হবে। এরজন্য চিত্র : 21 দেখুন। এছাড়া মলদ্বার, থাইরয়েড, আমাশয় সংক্রান্ত বিন্দুর ওপরও চাপ দিন। এই চাপের প্রভাব অত্যন্ত তাড়াতাড়ি হয়। আর রোগ থেকে শীঘ্র আরাম পাওয়া যায়।

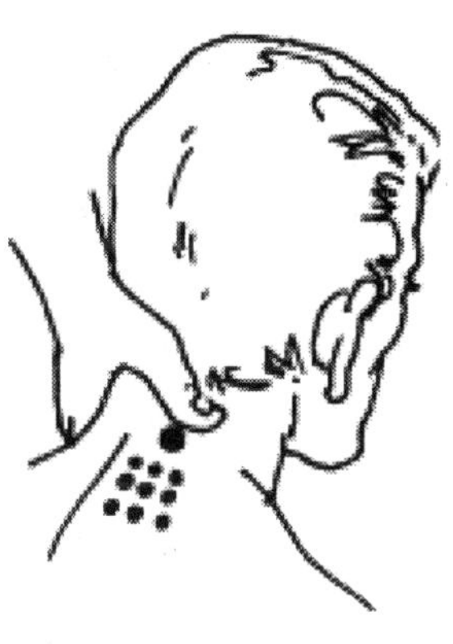

চিত্র : 21

অজীর্ণ :

সময়-অসময়ে খাদ্য গ্রহণ করা, ঠাণ্ডা, বাসী কিংবা ভারি খাবার খাওয়া, খাদ্য ঠিকমতো না চিবানো ইত্যাদি কারণে অজীর্ণ রোগ হয়। যারা অতিরিক্ত চা-পান করেন, তামাক জাতীয় দ্রব্য সেবন করেন, মদ্যপান করেন, অধিক পরিশ্রম করেন না, টক্, তেল, আচার ইত্যাদি খায়, তাদেরও অজীর্ণ রোগ হয়। অপরিষ্কার স্থানে থাকা, আঁটসাঁট কাপড় পরা, ঘি-তেলের তৈরী খাবার অতিরিক্ত খাওয়ার ফলেও অজীর্ণ হয়।

অপাচ্য বা বদহজম :

আমাশয়ে কোনো গণ্ডগোল তখনই দেখা দেয় যখন তাকে প্রভাবিত করার মতো কোনো রোগ আক্রান্ত করে। মানসিক চিন্তা বা অবসাদের কারণে খাদ্য ঠিকমতো হজম হয় না। খাদ্য গ্রহণ করেই শুয়ে পড়লে বা ঠিকমতো চিবিয়ে না খেলেই পেট খারাপ হয়ে যায়। যারা শারীরিক পরিশ্রম করে না তাদেরও বদহজম বা অপাচ্যের রোগ দেখা দেয়।

পেটের গ্যাস :

গ্যাস হওয়ার কারণ অপাচ্য, ভারি খাবার গ্রহণ, কোষ্ঠাকাঠিণ্য ইত্যাদি। যারা মশলাযুক্ত মুখোরোচক খাদ্যগ্রহণ করতে ভালোবাসে কিংবা গরম খাবার খেতে ভালোবাসে তাদের গ্যাসের সমস্যা অনেক বেশী হয়।

অ্যাকুপ্রেশার চিকিৎসাতে এই রোগের জন্য নাভি, নাভির দু আঙ্গুল নীচে, দু'দিকের কোক্সা, ঘাড়ের উপর আর পায়ের হাঁটুতে প্রেশার দিতে হবে।

নাভিচক্রের রোগ :

নাভি বিচলিত হলে মানুষ অত্যন্ত কষ্ট পায়। আর সে বিভিন্ন রোগের দ্বারা আক্রান্ত হয়ে পড়ে। সেজন্য নাভি বা দ্বন্দ্বীচক্রের নিজের স্থানে থাকা একান্ত প্রয়োজন। বেশীর ভাগ তাদেরই নাভিচক্র বিচলিত হয়, যারা ভারি বোঝা তোলার কাজ করে।

কিছু লোকের পাচন অঙ্গো বিকার উৎপন্ন হয় আর পেটে বায়ু বেশী সৃষ্টি হয়, তাহলে নাভি নিজের জায়গা থেকে নড়ে যায়।

চিকিৎসা পদ্ধতি :

নাভিকে তার নিজের স্থানে ফিরিয়ে আনার জন্য চিত্র : 22 অনুসারে সকালে পায়ের তলায় এবং হাতের তালুতে প্রেশার দিতে হবে। কারণ—এই দুই বিন্দুকে নাভির কেন্দ্র বলে মনে করা হয়।

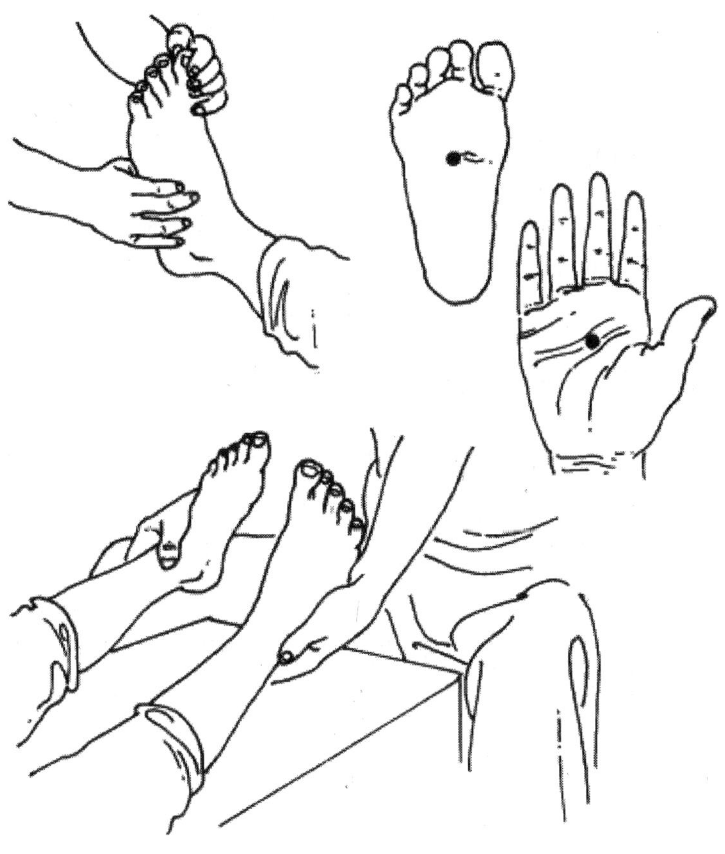

চিত্র : 22

যকৃৎ, পিত্তাশয় আর ত্র্যহিক জ্বর : (terria fever)

যকৃৎ বা হৃদপিণ্ড পেটের ডানদিক এবং ওপরের অংশে ডায়াফ্রামের নিচে থাকে। সেটা মাংসপেশীর দ্বারা ঢাকা থাকে। যকৃৎ লাল রঙের অত্যন্ত মসৃণ গ্রন্থি। আমাদের শরীরে সবসময় রক্ত সঞ্চালিত হতে থাকে, কিন্তু যত রক্ত প্রবাহিত হয়—তার ¼ ভাগ যকৃতে থাকে।

যকৃতের রোগ :

যকৃতে কোনো রকম বিকার উৎপন্ন হলে বা তার দ্বারা সঠিক কার্য সম্পন্ন না করার ফলে রোগ সৃষ্টি হয়। নিম্নলিখিত রোগগুলি :—

পাণ্ডুরোগ (Jaundice)

যখন যকৃৎ থেকে তৈরী পিত্তের কিছু ফোঁটা রক্তের সঙ্গে মিশে যায়, তখন পাণ্ডুরোগ (Jaundice) রোগ হয়।

যকৃতের সিরোসিস (Cirrhosis)

এটাও যকৃৎ থেকে উৎপন্ন হওয়া এক ভয়ানক অসুখ। এতে যকৃৎ সঙ্কুচিত হয় এবং ক্রিয়া করা বন্ধ করে দেয়। এর ফলে রক্ত চলাচলের শিরা ফুলে যায় আর ফেটে যায়। অধিক রক্ত নির্গত হওয়ার ফলে মানুষের মৃত্যু পর্যন্ত ঘটতে পারে।

যকৃতের রোগের কারণে মানসিক শক্তি অত্যন্ত ক্ষীণ হতে থাকে। আর স্মরণশক্তি দুর্বল হয়ে পড়ে। দাড়ি-গোঁফের চুল হয় উঠে যায় নয়ত সাদা হয়ে যায়। মাথায় সবসময় যন্ত্রণা হতে থাকে। মাথা ঘুরতে থাকে আর পেটেও ভারি ভাব থাকে। যদি সময়মতো চিকিৎসা না করানো হয়—তবে যকৃতে ক্যান্সারও হতে পারে।

যকৃৎ নষ্ট হয়ে যাওয়ার কারণে লোকে বেশী পরিশ্রম করতে পারে না। অল্পক্ষণ পরিশ্রম করার পরেই শ্বাসকষ্ট হতে থাকে। শরীরে রক্তাল্পতা দেখা যায় আর পায়ে যন্ত্রণা হতে থাকে। মুখে বার বার লালা আসতে থাকে। টক ঢেকুর উঠতে থাকে আর বুকে জ্বালা করতে থাকে।

চিকিৎসা পদ্ধতি :

1. পায়ের বৃদ্ধাঙ্গুষ্ঠ আর প্রথম আঙুলের মাঝের অংশে প্রেশার পয়েন্ট আছে। এই বিন্দুতে চাপ দিলে উপকার পাওয়া যায়।

2. পায়ের মাঝের অংশে অর্থাৎ হাঁটুর নিচে এবং অ্যাঙ্কেলের মাঝে প্রেশার বিন্দুতে চাপ দিতে হবে।

3. ছাতির মাঝে যেখানে পাঁজরে হাড় জোড়া থাকে এবং তার নীচে কিছুটা খালি স্থান আছে, সেখানে আস্তে আস্তে চাপ দিন।

4. দুই স্তনের বোঁটাতে চাপ দিন এবং তার নীচে ষষ্ঠ বা সপ্তম পাঁজরের পাশে চাপ দিন।

5. যেখানে কনুই মোড়া হয়, তার ঠিক নীচে আর একটা বিন্দু আছে। তার ওপর ধীরে ধীরে চাপ দিন।

এইসব বিন্দুতে বারে বারে অল্প অল্প করে চাপ দিতে হবে। প্রেশার দিনে দুই বা তিন বার দিতে পারেন। এরজন্য নগ্ন দেহের ওপর প্রেশার দেওয়ার কাজ করা হলে ভালো হয়। চিত্র : 23 ক ও খ দেখলে বিন্দুদের স্থান স্পষ্ট হয়ে যাবে।

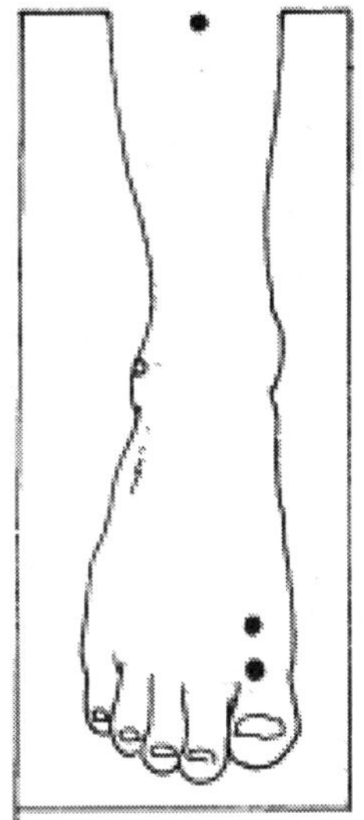

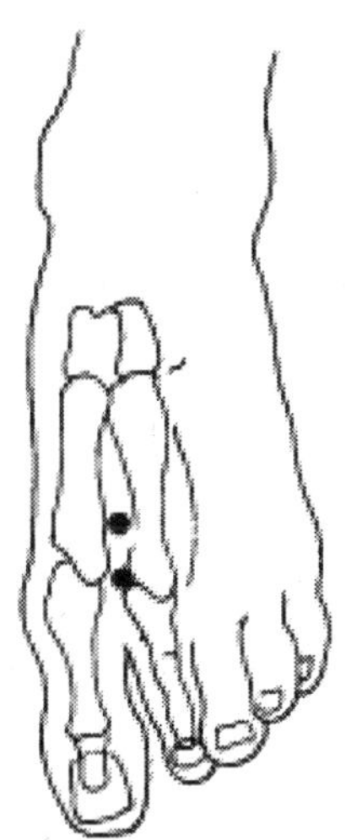

চিত্র : 23 (ক)

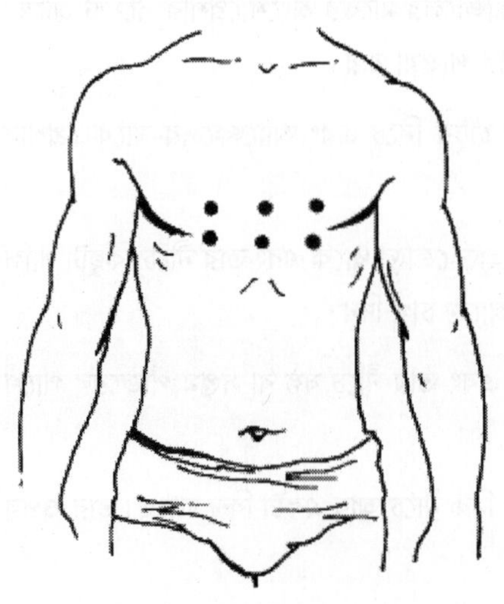
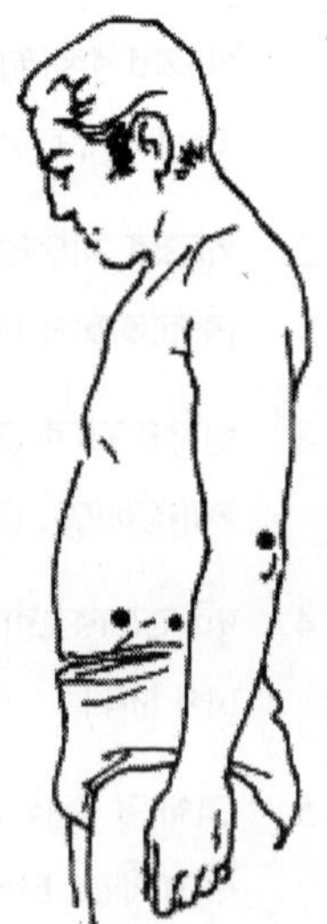

চিত্র : 23 (খ)

পিত্তাশয় এবং তার রোগ :

পিত্তাশয়কে আমরা পিত্তের থলিও বলতে পারি। এগুলি মাংসপেশী থেকে তৈরী হয় এবং এর মুখ খুব ছোটো হয়। এটা যকৃতের ডাইনে থাকে। আমাদের শরীরে স্থিত যকৃৎ পিত্ত বের করতে থাকে; যাতে পাচন ক্রিয়ায় সহায়তা করে। যা পিত্তের থলি বা পিত্তাশয়ে জমা হতে থাকে। এটা তরল অবস্থায় থাকে। কিন্তু পিত্তাশয়ে আসার সাথে সাথেই গাঢ় হয়ে যায়। এটা খাদ্য পাচনক্রিয়ায় সহায়তা করে।

পাথর :

এই রোগকে গলস্টোনও বলা হয়। এতে পিত্তাশয়ে পাথরের মতো ছোটো ছোটো কণা তৈরী হয়। অনুসন্ধানে জানা গেছে—পাথর ক্যালশিয়ামের থেকে হয়। যখন যকৃতে পিত্ত তৈরী হয় আর পিত্তাশয়ে আসে তখন নিজের সাথে ক্যালশিয়াম আর কোলেস্ট্রোল এবং খনিজ লবণের সুক্ষ্ম কণাও নিয়ে আসে। এইভাবে ধীরে ধীরে সেটা জমতে থাকে।

পাথরের অসুখ বেশীর ভাগই মহিলাদের হয়ে থাকে। যে সমস্ত স্ত্রীলোকেদের শরীর অত্যন্ত ভারী, বয়স মোটামুটি 50-60 বছরের মতো, তাদের এই রোগ বেশী হয়। কিছু মহিলাদের গর্ভধারণের কিছুদিন পরে অথবা গর্ভধারণের সময় এই রোগ আক্রান্ত করে। যে সমস্ত স্ত্রী-পুরুষ ঘি, তেল, ঝাল-মশলা এবং ভাজা জিনিস বেশী আহার করে, তাদের এই রোগ বেশী হয়। শরীরে চর্বি বাড়ার জন্য কোলেস্ট্রোল বেড়ে যায় আর ধীরে ধীরে পিত্তাশয়ে ছোটো ছোটো পাথর তৈরী হতে শুরু করে।

পিত্তাশয়ে যন্ত্রণা :

পিত্তাশয়ে যন্ত্রণার কারণও এটাই, যা গলস্টোনের রোগে হয়। যন্ত্রণা—পিত্তবাহিনী, অগ্নাশয় বা পিত্তাশয়ে যেকোনো জায়গায় হতে পারে। কখনো কখনো পিত্তাশয়ে ফোস্কাও সৃষ্টি হয়ে যায়। তখন রোগীর কষ্ট আরও বাড়তে থাকে। কারণ যন্ত্রণা বাড়ার ফলে বমিও হতে শুরু করে।

এই যন্ত্রণা পিত্তাশয়ে পাথর জমে যাওয়ার ফলে হয়। এই পাথর অনেক প্রকারের হয়, যেমন—সাদা, কিছু ট্যারা বাঁকা বাজরার মতো এবং ছোটো ছোটো পাথরের কণার মতো।

চিকিৎসা পদ্ধতি :

অ্যাকুপ্রেশার পদ্ধতিতে চিকিৎসা করার জন্য মানুষের বুকের ছাতির মাঝে, নাভির কিছু উপরে পিত্তাশয়ের প্রেশার বিন্দু থাকে। এছাড়া স্তনের নীচে দুদিকেই বিন্দু আছে বলে মনে করা হয়। অ্যাঙ্কেল (Ancle)-এর বাইরের হাড়ের সামনে একটা বিন্দু আছে। তারপর হাঁটুর বাইরের দিকে পায়ের হাড়ের পাশে হাঁটুর দুই আঙ্গুল নীচে একটা বিন্দু পাওয়া যায়। হাতের বুড়ো আঙ্গুল আর তর্জনী আঙ্গুলের মাঝে খালি জায়গাতেও একটি বিন্দু আছে। কানেও একটি বিন্দু থাকে।

এই সমস্ত বিন্দুগুলিকে সঠিকভাবে চেনার জন্য নিম্নে দেওয়া চিত্র : 24 এবং চিত্র : 25 দেখুন।

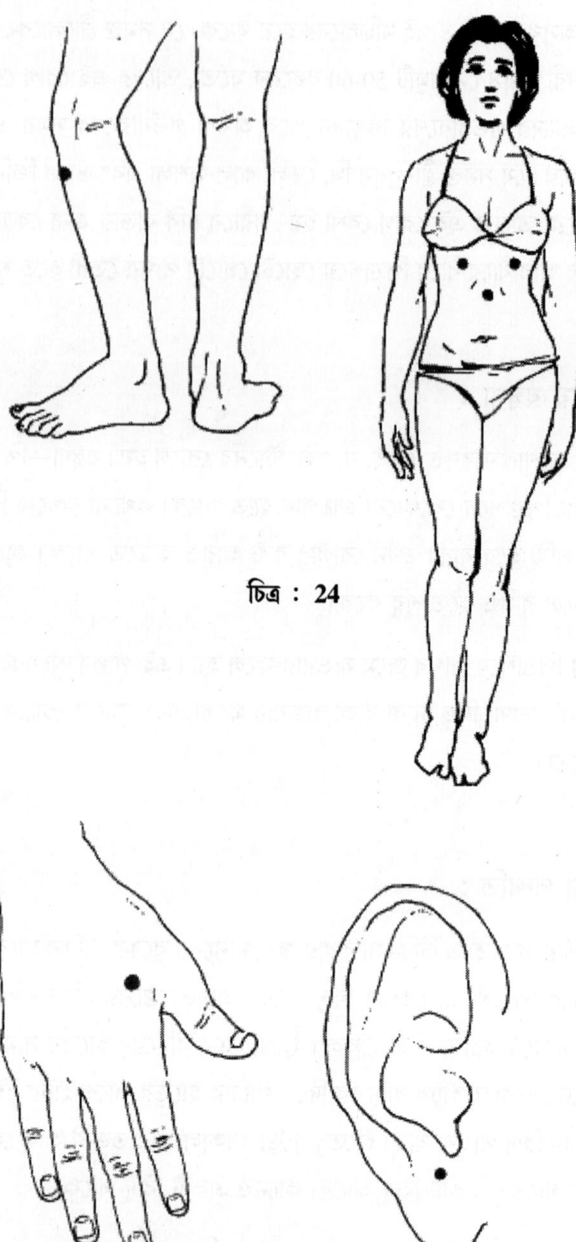

চিত্র : 24

চিত্র : 25

এই চিত্রগুলিতে দেখানো বিন্দুতে খুব আস্তে আস্তে বারে বারে হালকা চাপ দিতে হবে। পাথরের রোগ খুব শীঘ্র ঠিক হয় না, সেজন্য রোগীকে আশা রাখতে হবে যে, তার সুস্থ্য হতে অনেক সময় লাগবে। চিকিৎসা শুরু হলে নতুন পাথর তৈরী হওয়া বন্ধ হয়ে যাবে। অন্ততঃ একমাস পরে রোগী বুঝতে পারবে তার রোগের উপশম হচ্ছে। সকালে-বিকালে যে যন্ত্রণা হতো তা বন্ধ হয়ে যাবে আর জ্বরও আসবে না। তিন-চার মাসের মধ্যে স্টোন শেষ হয়ে যাবে। অ্যাকুপ্রেশার চিকিৎসায় এটা সুবিধজনক যে রোগীর গলস্টোন সংক্রান্ত অন্য ছোটো-খাটো রোগও ভালো হয়ে যাবে।

গলস্টোনে অ্যাকুপ্রেশার চিকিৎসা অত্যন্ত কার্যকরী, কিন্তু স্টোন ছোটো হলে। কিন্তু যদি স্টোন বড়ো হয়ে যায় তবে তার জন্য অনেক সময় লাগবে। অতএব যদি রোগ পুরোনো হয়ে গিয়ে থাকে এবং গলস্টোন বড়ো হয়ে গিয়ে থাকে, সেক্ষেত্রে শল্য চিকিৎসকের সাহায্য নেওয়াই শেষ উপায়।

অন্য রোগ :

আমাশয়ে ফোঁড়া হওয়া, ড্রুয়ডেনামে ছোটো ফোস্কা হওয়া, পেটের ভয়ঙ্কর ব্যথা, যাকে কোলিক পেনও বলা হয়। অন্ত্রে ফোঁড়া হওয়া, অ্যাপেন্ডিক্সের যন্ত্রণা, বমি হওয়া, খাবার হজম না হওয়া, খিদে না লাগা, ডায়রিয়া, পেটের গ্যাস ইত্যাদি রোগ—চিকিৎসার জন্য প্রেশার বিন্দুতে চাপ দিন। এর সাথে সাথে হাত ও পায়ের শৃঙ্খলা বিন্দু (চ্যানেল পয়েন্ট)-র উপরেও অবশ্যই চাপ দিন।

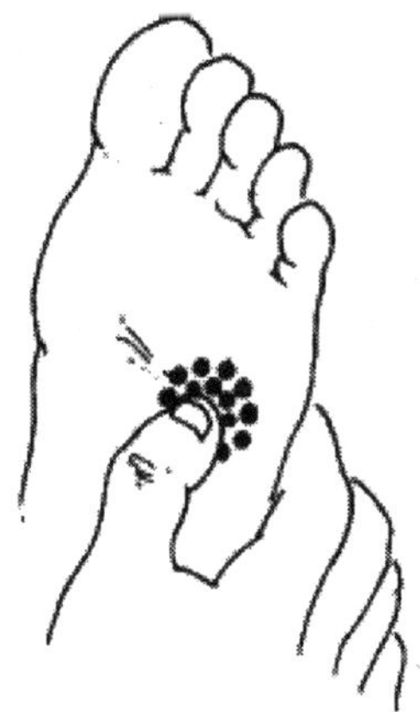

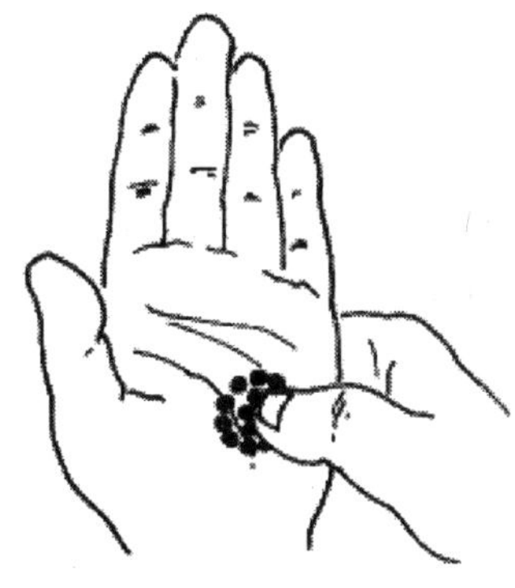

চিত্র : 26

চাপ দেওয়ার জন্য তাড়াহুড়ো করবেন না। সমস্ত প্রেশার বিন্দুতে খুব হালকাভাবে চাপ দিন। এই চাপ 3 সেকেন্ড পর্যন্ত এবং তিনবার দিন আর খাবার আগে দিন।

অ্যাকুপ্রেশারের চিকিৎসা করার সাথে সাথে এটাও খেয়াল রাখবেন যে—যদি রোগ খুব জটিল হয়ে যায় তবে ডাক্তারের পরামর্শ নিন। এর মূল কারণ পেটের এমন কিছু রোগ আছে যা চিকিৎসায় দেরী হলে ভয়ানক হতে পারে। অতএব পরীক্ষা করার পরেই তা থেকে মুক্তি পাওয়ার জন্য শীঘ্র কোনো উপায় গ্রহণ করা উচিত।

5	মলনালীর রোগ

আমাদের শরীরে দু'টি মলনালী থাকে। যা পেটের পিছনে মেরুদণ্ডের হাড়ের সঙ্গে জুড়ে থাকে। এটার আকার মুষ্ঠির মতো। ডান দিকের দ্বার বাম দিকের দ্বারের কিছু নীচের দিকে ঝুঁকে থাকে। এটা কিছুটা মোটাও হয়। ডান দিকে সাধারণত যকৃৎ থাকে, অতএব যকৃতের চাপের ফলে ডান দিকের মলাশয় কিছুটা নিচের দিকে থাকে। একজন বয়স্ক মানুষের মলাশয় দৈর্ঘ্যে মোটামুটি 11 সে. মি. প্রস্থে 6 সে. মি. এবং 3 সে. মি. মোটা হয়ে থাকে। এই মলাশয় ছোটো ছোটো কোণ থেকে নির্মিত। যাকে নেফ্রোনিস্‌ও বলা হয়। মলাশয়ে অত্যন্ত ছোটো ছোটো সুক্ষ্ম নালিকাও থাকে, যা রক্তকে পরিষ্কার করতে সাহায্য করে।

মল-নালীতে পাথর :

এই রোগ মূত্র সংস্থান সংক্রান্ত এক অত্যন্ত কঠিন সমস্যা। মূত্রের সাথে চুনের রূপে বেরিয়ে আসা বিভিন্ন শারীরীয় তত্ব যখন কিছু বিশেষ কারণে মলনালী, মূত্র-নালিকা কিংবা মূত্রাশয়ে জমতে থাকে, তখন তা বায়ুর প্রভাবে একত্র হয়ে বালি বা কাঁকরের রূপ ধারণ করে নেয়। এটাকেই পাথর বলা হয়। এটা অস্তে আস্তে বাড়তে থাকে কিংবা ছোট ছোট কণাতে বিভক্ত হয়ে যায়।

এই রোগ সাধারণত 50-60 বছরের বয়সী মানুষদেরই হয়ে থাকে। চিকিৎসকদের মতে দুধ কিংবা ক্রিম জাতীয় খাদ্য গ্রহণ করার ফলে ইউরিক খনিজ অর্থাৎ ক্যালশিয়াম (চুন) অতিরিক্ত জমে যাওয়ার ফলে এই রোগ হয়। তারপরে প্যারাথাইরয়েড গ্রন্থিরা কাজ করে না। যার কারণে বালির মত কণা জমতে থাকে।

মলনালীর যন্ত্রণা :

মলনালীতে রক্ত ঠিকভাবে শুদ্ধি না হওয়ার কারণে জলের অংশ মূত্ররূপে বাইরে সঠিক মাত্রাতে বেরোতে পারে না। এতে মূত্রবাহক সংস্থানের শুদ্ধি ঠিক মতো হতে পারে না। আর যখন প্রস্রাবের সাথে বিভিন্ন প্রকারের পদার্থ বেরোতে থাকে, যার ফলস্বরূপ ভিতরে যন্ত্রণা সৃষ্টি হয়ে জ্বর আসতে থাকে। এই যন্ত্রণা দই, চাট, টমাটো, লেবু, টক জাতীয় খাদ্য গ্রহণ করার ফলে হয়ে থাকে। মাছ, মাংস, ডিম, মদ্য এবং ধূমপান করার ফলেও এই রোগ হয়ে থাকে।

মূত্রাশয়ে পাথর :

মূত্রাশয়ে পাথরের কণা সৃষ্টি হয়। এটা মলনালী থেকে মূত্রাশয়ে আসে। সেজন্য মূত্রত্যাগের সময় অত্যন্ত ব্যথা হয়। কখনো কখনো মূত্রের সাথে রক্ত আসতে থাকে। যদিও ছোট কণাগুলি মূত্রের সাথে বেরিয়ে আসে। তবু বড়ো কণাগুলি মূত্রাশয়ে আটকে যায়, যা অত্যন্ত কষ্টদায়ক। অ্যাকুপ্রেশার পদ্ধতিতে ছোট কণাগুলি বেরিয়ে যায় আর নতুন কণাও সৃষ্টি হতে দেয় না।

পৌরুষ-গ্রন্থির (Prostate Gland) বেড়ে যাওয়া :

এই রোগ সাধারণত বৃদ্ধদেরই হয়ে থাকে। এতে পৌরুষ-গ্রন্থি বেড়ে যায়। অতএব মূত্রাশয়ের মাথাতে কিছু বাধা সৃষ্টি হয়, ফলে মূত্রত্যাগ করতে কষ্ট হয়। এই রোগের সম্বন্ধ মলনালীর সাথে, অতএব এই রোগ বয়সের সাথে সাথে স্বাভাবিকভাবেই হয়ে যায়।

যদি রোগ সাধারণ হয় তবে অ্যাকুপ্রেশার চিকিৎসায় উপকার পাওয়া যাবে। কিন্তু যদি রোগ কঠিন হয়ে গিয়ে থাকে তবে উপযুক্ত চিকিৎসকের পরামর্শ নিয়ে পৌরুষ গ্রন্থির অপারেশন করানো উচিত।

চিকিৎসা পদ্ধতি :

মলনালীর পাথর, যন্ত্রণা ইত্যাদি—

মলনালীর রোগের প্রেশার পয়েন্ট পা এবং হাতে থাকে। এর ওপর আস্তে আস্তে দিনে দু-তিন বার চাপ দিতে হবে।

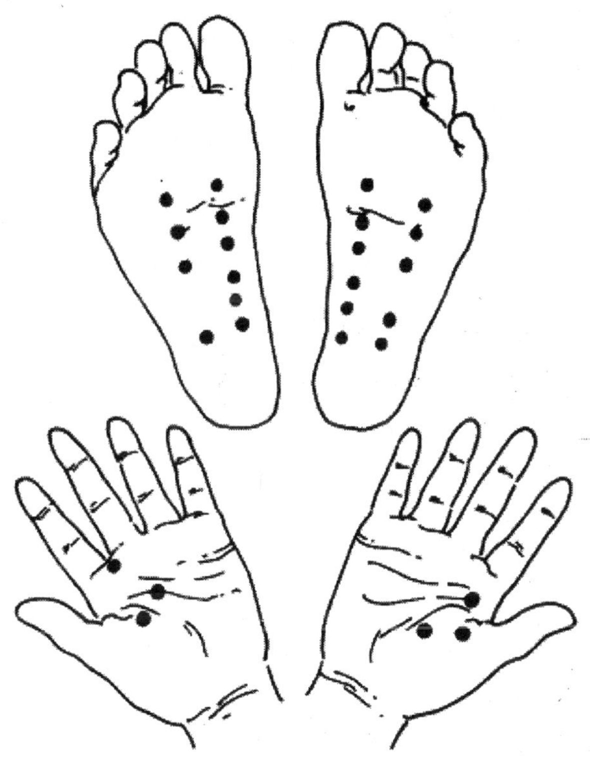

চিত্র : 27

মূত্রাশয়ের রোগ :

এই রোগের কেন্দ্র-বিন্দু দুই হাত এবং পায়ে থাকে। অতএব নিম্নের বিন্দু অনুসারে প্রেশার দিতে হবে।

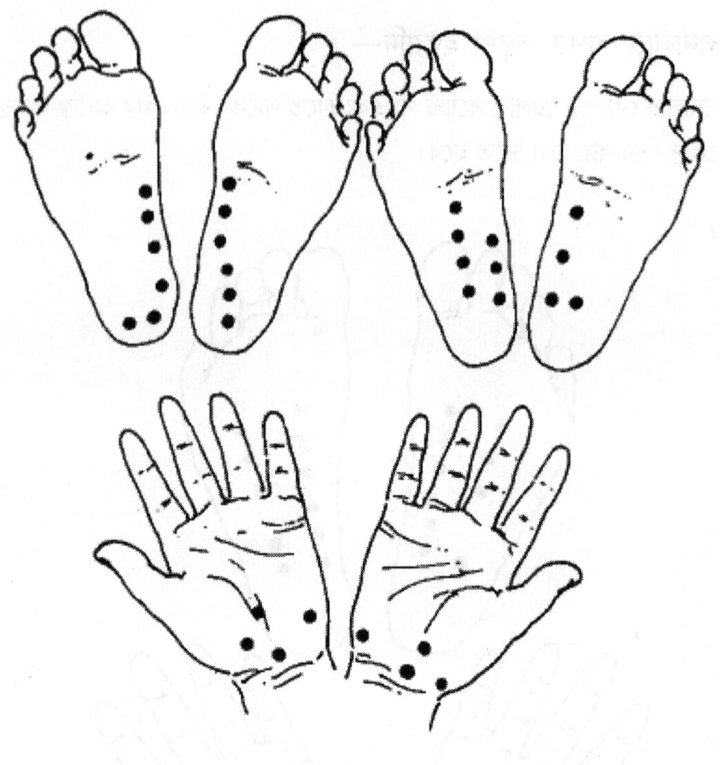

চিত্র : 28

পৌরুষ-গ্রন্থি :

আমাদের শরীরে ছোটো ছোটো নাড়ির জাল বিছিয়ে আছে। অতএব সেই জালকে সংবেদিত করা এবং তার ওপর প্রেশার সৃষ্টি করলে পৌরুষ-গ্রন্থির রোগে অত্যন্ত ফল পাওয়া যায়। এরজন্য নিম্নাঙ্কিতরূপে প্রেশার দিতে হবে—

(ক) পেটের মাঝে, নাভি থেকে চার আঙ্গুল নীচে কিংবা ঠিক নাভির নীচে।

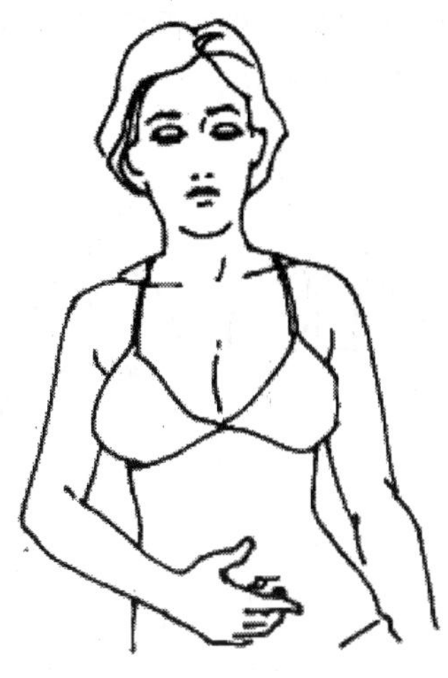

চিত্র : 29

(খ) যদি বিকার পিত্তাশয় সংক্রান্ত হয় তবে হাঁটুর পিছনের গর্তের নিচের অংশে প্রেশার দিন।

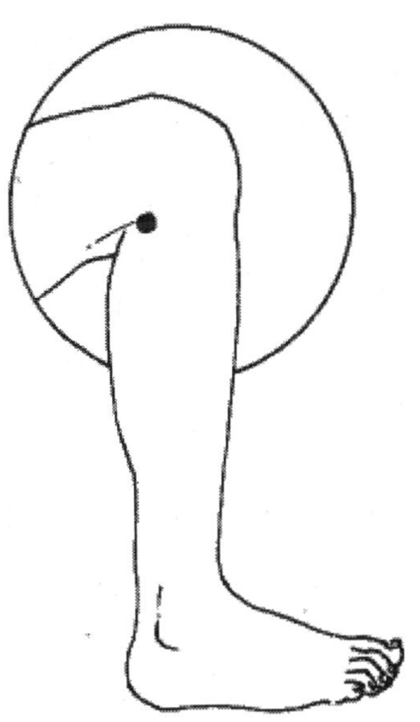

চিত্র : 30

(গ) যদি মূত্রাশয়ে মূত্রের বের হতে বাধা সৃষ্টি হয়, জ্বলন হয়, চুলকানি হয় তাহলে নিম্নের চিত্র অনুসারে প্রেশার দিতে হবে।

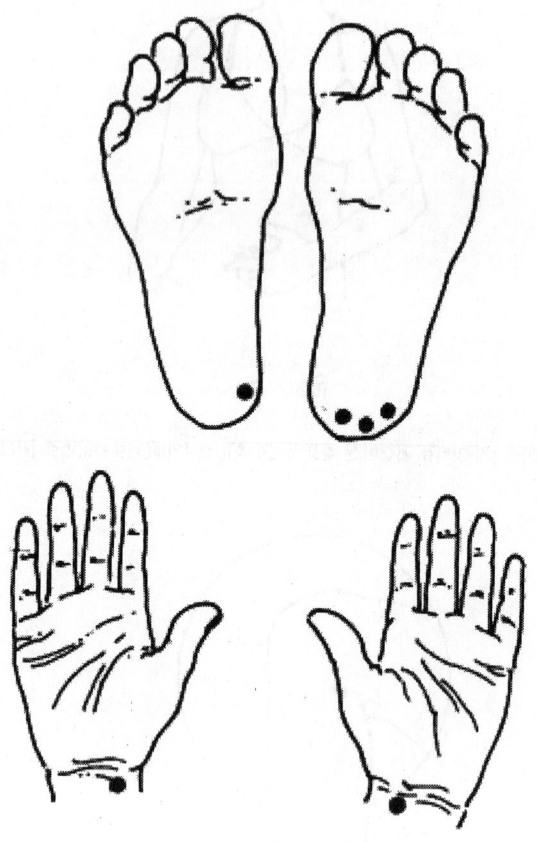

চিত্র : 31

ঘুমানোর সময় প্রস্রাব বেরিয়ে আসা :

এই রোগ প্রায়শই বাচ্ছাদের হয়। ওদের মূত্রাশয়ের মাংসপেশী দুর্বল হয়। সেজন্য তারা মূত্রকে বেশীক্ষণ ধরে রাখতে পারে না। অতএব ঘুমাবার সময় ওদের মূত্র বেরিয়ে আসে এবং বিছানা ভিজিয়ে ফেলে। কিছু বাচ্ছাদের পুষ্টিকর খাদ্য না

পাওয়ার জন্য, কিংবা খিদে, কাশির ইত্যাদির কারণেও প্রস্রাব বেরিয়ে আসে। যেসব বাচ্ছার সর্দির ধাত থাকে, বৃষ্টিতে ভিজলে আনন্দ পায়, তাদেরও এই রোগ হওয়ার লক্ষণ দেখা যায়। কখনো কখনো বাচ্ছাদের পেটে কৃমি হলেও এই সমস্যা দেখা দেয়।

চিকিৎসা পদ্ধতি :

1. এই রোগ থেকে মুক্তি পাওয়ার জন্য পিঠে মেরুদণ্ডের হাড়ের দু-দিকে প্রেশার পয়েন্ট থাকে। সেই অনুসারে বাচ্ছাদের উপুড় করে শুইয়ে সেই বিন্দুতে আঙ্গুলের দ্বারা আস্তে আস্তে ওপর থেকে নীচের দিকে চাপ দিতে হবে।
2. দুই হাতের সবচেয়ে ছোটো আঙ্গুলের (কড়ে আঙ্গুল) উপরে জোড়ের উপর ভাগে ধীরে ধীরে চাপ দিতে হবে।
3. দুই হাঁটুর পিছনে মাঝের ভাগে চাপ দিতে হবে।
4. পা এবং হাতের উপর চাপ দিতে হবে।

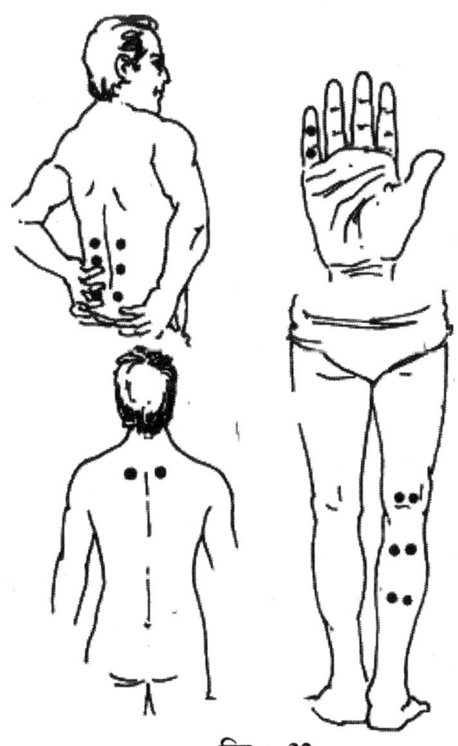

চিত্র : 32

উপযুক্তভাবে প্রেশার নিয়মিতভাবে দিলে রোগ কিছুদিনের মধ্যেই ঠিক হয়ে যায়। এই রোগ থেকে মুক্তি পাওয়ার জন্য কখনো কখনো তিন-চার সপ্তাহ লাগতে পারে। অতএব প্রেশারের ক্রিয়া বন্ধ করা উচিত নয়। বাচ্ছাদের বুঝিয়ে, ভালোবেসে তাদের মনের জোর বাড়ানো উচিত, যাতে তাদের মন থেকে ভয় দূর হয়ে যায়।

বহুমূত্র বা সুগার (Diabetes)

এই রোগের সম্বন্ধ আমাদের মূত্র সংস্থানের সাথে। বিভিন্ন প্রকারের বিকারে পূর্ণ প্রস্রাব হওয়া প্রমেহ রোগের একটা রূপ। সাধারণত মূত্র সংক্রান্ত রোগের কুড়িটা অর্থ হয়ে থাকে। এর মধ্যে সবথেকে পুরোনো অবস্থা হল বহুমূত্র বা সুগারের রোগ। যদি প্রমেহর চিকিৎসা শুরুতে ঠিক মতো করা না হয়ে থাকে তবে তা বহুমূত্র রূপে বদলে যায়। কিছু চিকিৎসক বলেন—আখের রসের মতো মূত্র নির্গত হওয়া, চিনির মত চটচটে পদার্থ বের হওয়াই প্রমেহ।

এই রোগ তাদেরই হয় যারা শারীরিক ব্যায়াম করতে ভয় পায়। কিন্তু সেটাও ঠিক নয়, কারণ দেখা গেছে যে অপুষ্টিকর খাদের গ্রহণ এবং অন্য কারণেও এই রোগ হতে দেখা যায়।

চিকিৎসা পদ্ধতি :

বহুমূত্র রোগে গ্লুকোজ থাকার ফলে প্রয়োজনের অনুসারে পাচক রস উৎপন্ন হয় না। এই অবস্থায় মলনালী এবং যকৃৎকে অতিরিক্ত পরিশ্রম করতে হয়। অন্ত্রও খাদ্য হজম করতে শরীরকে সাহায্য করতে পারে না। সেজন্য শরীরের সমস্ত আভ্যন্তরীণ অঙ্গের শক্তিকে বৃদ্ধি করা আবশ্যক, যাতে প্রয়োজন অনুসারে কার্য করতে পারে। এইকাজ আকুপ্রেশার পদ্ধতিতে সম্ভব। অতএব হাত-পা, পেট, যকৃৎ ইত্যাদি সংক্রান্ত প্রেশার পয়েন্টে চাপ সৃষ্টি করতে হবে। এর জন্য চিত্র : 33 অনুযায়ী প্রেশার দেওয়ার ক্রিয়া করুন।

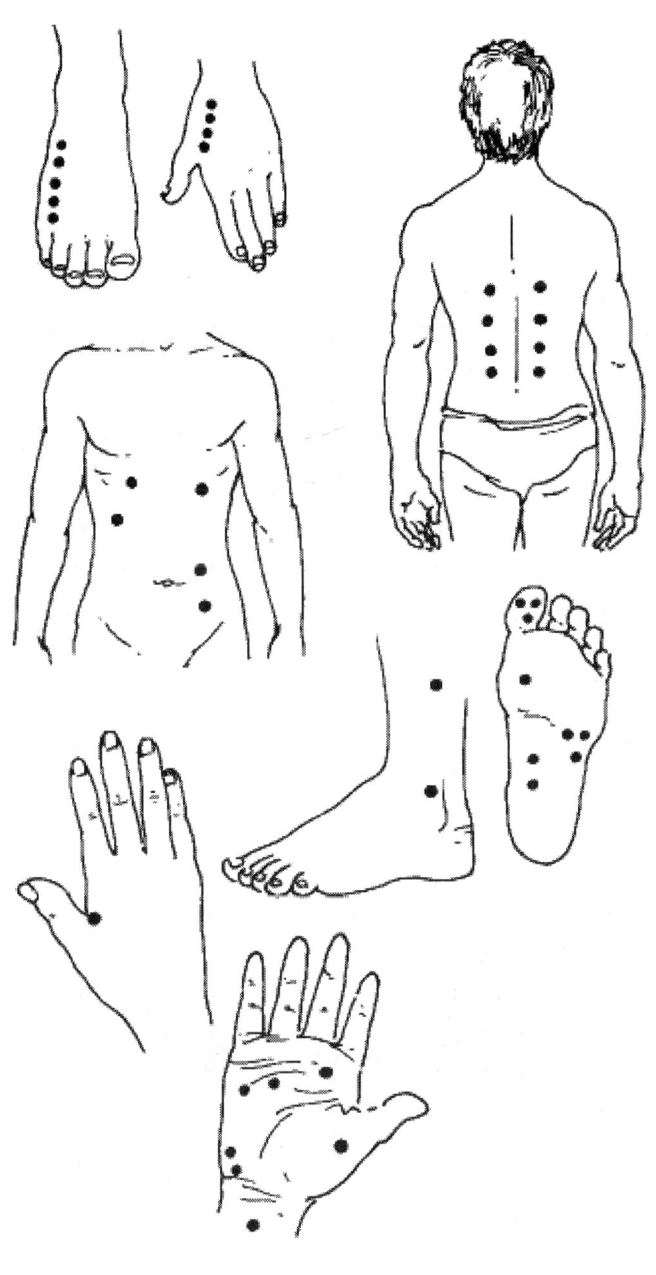

চিত্র : 33

6 ঘাড়, কাঁধ, পিঠ ইত্যাদির রোগ

ঘাড়, কাঁধ, পিঠ, পা ইত্যাদির ব্যাথা যেকোনো বয়সের স্ত্রী-পুরুষের হতে পারে। কিন্তু দেখা যায় এই ব্যাথা মাঝ-বয়সী স্ত্রী-পুরুষের বেশী হয়। শরীরের এই অঙ্গের ব্যাথা যেকোনো সময় যেকোনো স্থানেই হতে পারে। এই ব্যাথাতে মোটামুটি সমস্ত স্ত্রী-পুরুষরাই উদ্বিগ্ন থাকে। এইসব রোগের সম্পর্ক মেরুদণ্ডের হাড়ের সঙ্গে থাকে। অতএব সর্বপ্রথমে আমাদের মেরুদণ্ডের হাড়ের ব্যাপারে জ্ঞান অর্জন করতে হবে।

মেরুদণ্ডের হাড়ের ব্যাথা :

যেকোনো বয়স্ক ব্যক্তির শরীরে মেরুদণ্ডের হাড় সাধারণত 65 সে.মি. লম্বা হয়। এতে 33টি হাড় থাকে।

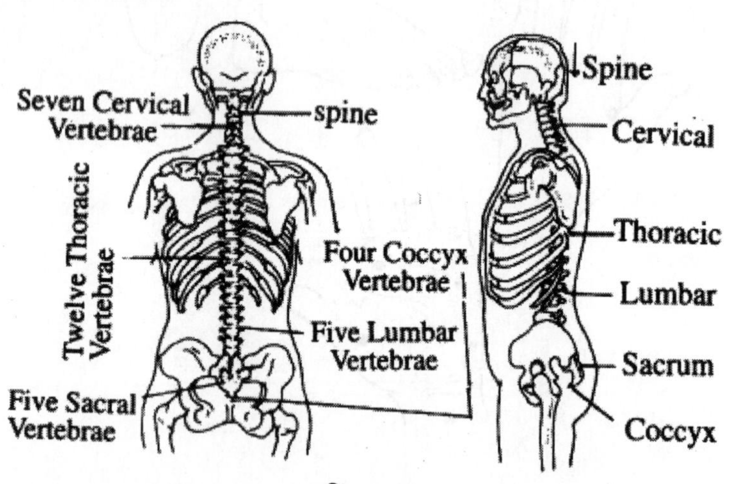

চিত্র : 34

আমাদের বুকের ছাতির সমস্ত পাঁজরা মেরুদণ্ডের হাড়ের সাথে জোড়া থাকে। এই হাড়ের বৈশিষ্ট্য এই যে এটা আমাদের শরীরকে মুড়তে সাহায্য করে। এছাড়া কেন্দ্রীয় বাত-সংস্থানের প্রধান অংশও মেরুদণ্ডের হাড়ের সঙ্গে যুক্ত। একেই আমরা মেরু-মজ্জা (Spinal Cord) বলি। মেরুমজ্জা একভাবে সমস্ত শরীরের প্রাণস্বরূপ। কারণ এটা শরীরের নিয়ন্ত্রণ রাখে। আমাদের পিঠে যতগুলি মাংসপেশী আছে, তার সমস্ত মেরুদণ্ডের হাড়ের সাহায্যে ছড়িয়ে আছে।

এইভাবে আমাদের শরীরে মেরুদণ্ডের হাড়ের অত্যন্ত গুরুত্ব আছে। এর সঙ্গে সমস্ত শরীরের সম্পর্ক। যদি কখনো মেরুদণ্ডের হাড়ে কোনো প্রকার বিকার উৎপন্ন হয়, তাহলে শরীরের অন্য অঙ্গও অসুস্থ হয়ে পড়ে। অতএব অ্যাকুপ্রেশার চিকিৎসাতে যদি এই সংক্রান্ত রোগের চিকিৎসার জন্য ওষুধ দিই, তবে আমাদের হাত, পা, মেরুদণ্ডের হাড় ইত্যাদি সংক্রান্ত বিন্দুর উপর চাপ দিতে হবে, কারণ সমস্ত বিন্দুই একে অপরের সাথে জুড়ে আছে।

পিঠ, কাঁধ এবং কোমরের ব্যাথা :

যারা চলা-ফেরা, ঘোরা-বেড়ানো বা পরিশ্রমের কাজ করে না, তাদের পেটে বায়ুর বিকার বেড়ে যায়। সেই বায়ু যখন সারা শরীরে ঘুরে বেড়ায়, তখন সমস্ত অঙ্গ ব্যাথা করতে থাকে।

কিছু লোক ভুল ভাবে বসে স্কুটার, মোটর সাইকেল, গাড়ি ইত্যাদি চালায়। তাদের প্রায়ই কোমর ব্যাথার সমস্যা দেখা দেয়।

কেউ কেউ সর্বদা তাড়াহুড়ো করে কাজ করে, কোন-না-কোন চিন্তা, নিরাশা, ভয় মনে উৎপন্ন হয় এবং তাদের উদ্বিগ্ন করে তোলে। এই অবস্থায় পিঠ এবং কাঁধ ব্যাথা করতে থাকে। অনেক ব্যক্তিদের সারাদিন চেয়ারে বসে লেখাপড়া, সেলাই-ফোঁড়াই, বোনা বা মোমবাতি তৈরী করার কাজ করতে হয়। এইসব কাজ করতে গিয়ে তাদের পিঠ অনেকক্ষণ ঝুঁকে থাকে। শারীরিক শক্তির তুলনায় অধিক পরিশ্রম হয়ে যায়। তখন তাদের অঙ্গ ব্যাথা হতে থাকে।

কিছু লোকের আবার শরীর অত্যন্ত ভারী হয়। অতএব তাদের শরীরের ভার মেরুদণ্ডের হাড়ের ওপর বেশী পড়ে। সেই ভারকে মাংসপেশী বেশী সময় সহ্য করতে পারে না। তখন তাদের অঙ্গাতে ব্যাথা হতে থাকে।

উঁচু হিল-যুক্ত চটি পরার ফলেও মহিলাদের পায়ের গোছ, গোড়ালি এবং কোমরে ব্যাথা হয়।

যে সমস্ত লোকেরা মিষ্টি খাবার খেতে ভালোবাসে, অথচ তার সাথে পুষ্টিকর খাদ্য গ্রহণ করে না—এই অবস্থায় তাদের পেট এবং কোমরে ব্যাথা শুরু হয়।

ভুল ভাবে বসা, আলগা খাটে শোওয়া, গদীতে শোওয়া, চেয়ারে উল্টো-পাল্টাভাবে বসার কারণেও শরীরে অসুবিধা শুরু হয়।

কিছু লোকের মেরুদণ্ডের হাড় জন্ম থেকেই একটু শুষ্ক অর্থাৎ বিকারপূর্ণ থাকে। ফলস্বরূপ সারা শরীরে তার চাপ পড়ে। অতএব কোমর, পিঠ ইত্যাদিতে ব্যাথা হয়।

কিছু স্ত্রী-পুরুষের বায়ুর রোগ মূত্র-নালীতে যন্ত্রণা, অর্শ, সর্দি-কাশি, রক্তে সমস্যা, অন্ত্রে সমস্যা ইত্যাদি ব্যাধি যন্ত্রণা দেয়। অতএব কোমর, পিঠ এবং ঘাড়ে ব্যাথা এইসব শারীরিক রোগের ফলেও হয়ে থাকে।

মেরুদণ্ডের হাড়ের প্রেশার বিন্দু :

যদি মেরুদণ্ডের হাড়, পিঠের মাংসপেশীতে, পিঠের মধ্যে, স্পাইন কর্ড ইত্যাদিতে ব্যাথা হয়, তাহলে তার প্রেশার বিন্দু পায়ের বুড়ো আঙ্গুল থেকে গোড়ালির শেষ পর্যন্ত পাওয়া যায়। সেজন্য আস্তে আস্তে হাতের বুড়ো আঙ্গুল দিয়ে এই কেন্দ্রে চাপ দিতে হবে। তারজন্য চিত্র 35 : এবং চিত্র : 36 লক্ষ্য করুন।

তারপরে মেরুদণ্ডের হাড়ের সম্বন্ধ হাতের সাথেও আছে। অতএব চিত্র অনুসারে হাতের বৃদ্ধাঙ্গুষ্ঠ দিয়ে নিচের অংশে চাপ দিন।

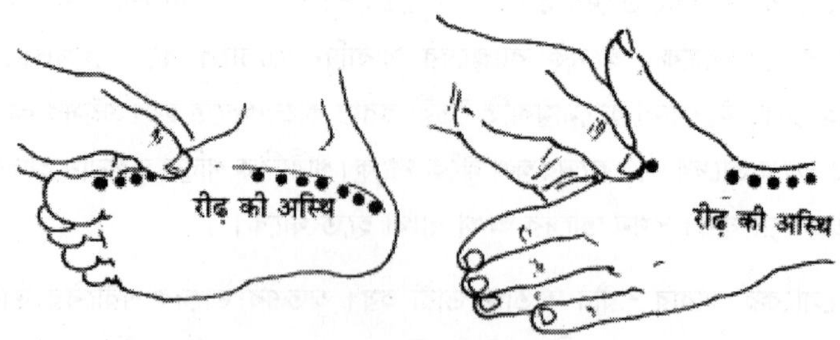

চিত্র : 35

তার সাথে দুই হাতের বুড়ো আঙ্গুলের দ্বারা তালুতে চাপ দিন। যদি আঙ্গুলের দ্বারা জোর না পড়ে তবে কাঠের কলম দিয়ে চাপ দিতে পারেন। এইভাবে ঘাড়, কাঁধ এবং পিঠের রোগ এবং ব্যাথার জন্য দুই হাতের বুড়ো আঙ্গুলের উপর চাপ দিন।

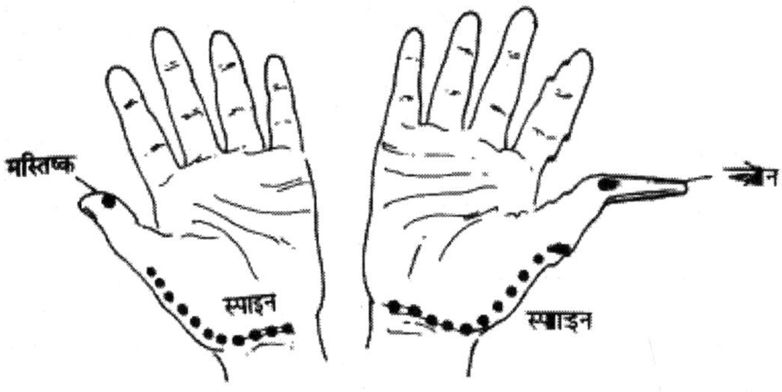

চিত্র : 36

ঘাড়ে মেরুদণ্ডের হাড়ের অংশ থাকে, যাকে সারভাইকল ভারট্রিবা (Cervical Vartibrae) বলা হয়। এই অংশ অত্যন্ত সংবেদনশীল। এই অংশে যদি কোনো প্রকার দুষ্টতা ধরা পড়ে তাহলে নানা প্রকারের রোগ দেখা দেয়। অবশেষে ঘাড়ে জড়তা এসে যায়। বার বার মাথা ঘোরে। সেইসময় কাঁধেও যন্ত্রণা শুরু হয়ে যায়। আর হাতের শিরাতেও যন্ত্রণা হতে থাকে। দুই হাতের পাঞ্জা অবশ মনে হয় আর আঙ্গুলেও কোনো জোর থাকে না। কনুইতে ব্যাথা থাকে। এই অবস্থাতে লিখতে খুব কষ্ট হয়।

এই রোগের চিকিৎসা সহজ উপায়গুলি অ্যাকুপ্রেশারে দেওয়া হয়েছে। যদি নিয়মিতরূপে চাপ দেওয়ার ক্রিয়া করা যায়, তবে মোটামুটি এক সপ্তাহে ঘাড়ের রোগ নিরসন হতে থাকে। যদি কাঁধ কিংবা ঘাড়ে পুরোনো ব্যাথা থাকে, তাহলে দু-তিনবার প্রেশার দেওয়ার পরে ব্যাথা কমতে থাকে। যদি ব্যাথা পুরোনো হয়ে গিয়ে থাকে আর থেকে থেকে ব্যাথা ঠেলে ওঠে, তাহলে প্রায় মাসখানেক লেগে যায়। কনুই এবং পাঞ্জার অবশতা সাত-আট দিনেই চলে যায়।

প্রায়শঃ এটা হয় যে যুবাবস্থাতে মানুষ ছোটো ছোটো কষ্টের চিন্তা করে না। কিন্তু ধীরে ধীরে সেই কষ্ট স্থায়ী রূপ ধারণ করে। আর যখন লোকেদের বয়স 40 বছরের কাছাকাছি হয়, তখন হাড় আর স্নায়ুতে লুকিয়ে থাকা চোট কিংবা ব্যাথা বাইরে বেরিয়ে আসে, আর দুর্বল মনে হতে থাকে।

চিকিৎসার জন্য নিম্নলিখিত ব্যাপারে অবশ্যই লক্ষ্য রাখবেন :—

1. বেশী ঝুঁকে, ট্যারাব্যাঁকাভাবে শুয়ে কিংবা উপুড় হয়ে বসে পড়াশোনা করা উচিত নয়।

2. কিছু মহিলারা বেশী ঝুঁকে সেলাই-ফোঁড়াই বা কাজকর্ম করে। তাদেরও এ থেকে নিজেদের বাঁচিয়ে চলতে হবে।

3. বেশী ভারী বোঝা ওঠানো, বারে বারে জিনের ওপরে ওঠা-নামার কাজ করাও উচিত নয়।

4. কাজের চিন্তা, ঈর্ষা, দ্বেষ ইত্যাদি মন থেকে বের করে দিতে হবে।

5. অ্যাকুপ্রেশার চিকিৎসাকালীন অতিরিক্ত তীব্র ওষুধ-পত্র সেবন বা গ্রহণ করা উচিত নয়। ইঞ্জেকশান, সারভাইকল কলার ইত্যাদির প্রয়োগও করা উচিত নয়। কারণ এই সমস্ত জিনিস এবং অন্য উপকরণ কখনো কখনো রোগকে কম করার চেয়ে রোগকে বাড়িয়ে তোলে।

চিকিৎসা পদ্ধতি :

ঘাড় সংক্রান্ত ব্যাথাতে অ্যাকুপ্রেশার বিন্দু হাত, পা বুড়ো আঙ্গুলের বাইরে এবং ভিতরের অংশে থাকে। তারজন্য চিত্র : 36 দেখুন।

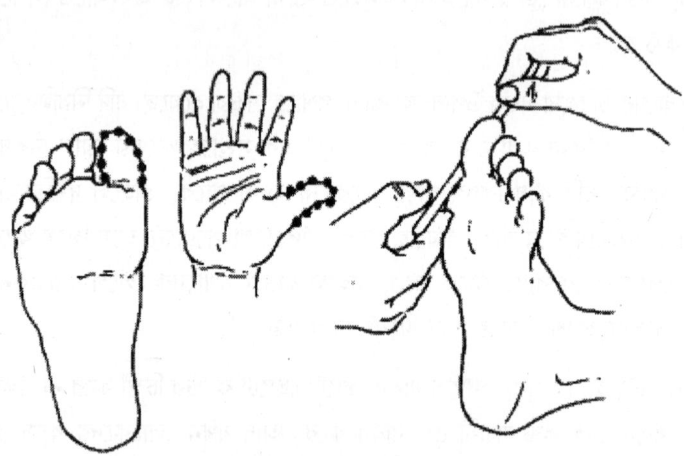

চিত্র : 36

প্রকৃতি ডান পা এবং ডান হাতের আঙ্গুলের বাইরের ত্বককে ঘাড়ের ডান দিকের অংশের সাথে জুড়েছে। এইভাবে বাঁ হাত এবং বাঁ পায়ের আঙ্গুলের বাইরের ত্বক ঘাড়ের বাঁ দিকের সাথে সম্পর্কযুক্ত। (চিত্র : 37)

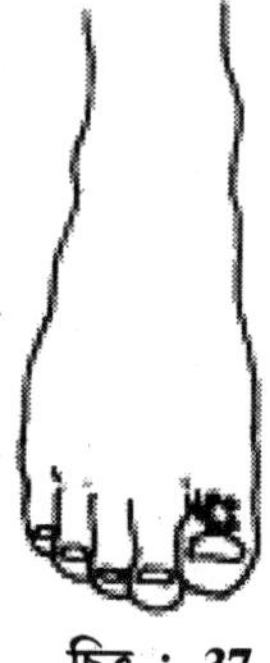

চিত্র : 37

এইভাবেই ঘাড়ে ব্যাথা হলে প্রেশার হাত এবং পায়ের বুড়ো আঙ্গুলের ওপর দেওয়া উচিত।

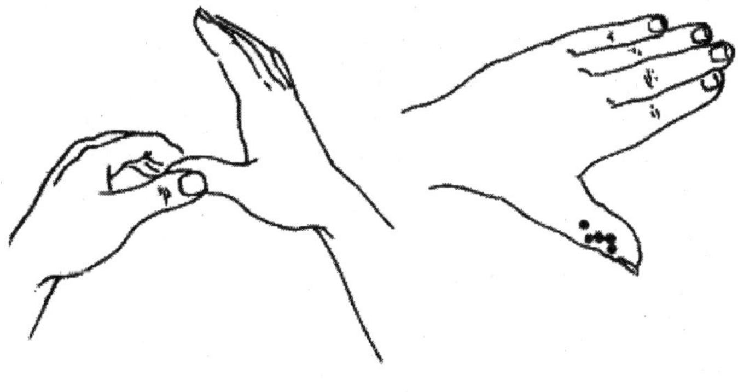

চিত্র : 38

কিছু কিছু লোকেদের সকালে ঘুম থেকে ওঠার সময় মাথা ঘুরতে থাকে এবং মাথা ভারী মনে হয়। শরীরেও ভার ভার লাগার কারণে অলসতা থাকে আর কোনো কাজে মন লাগে না। এই অবস্থায় দুই হাতের মাঝে এবং বৃদ্ধাঙ্গুষ্ঠের ওপর চাপ দিতে হবে। মোটামুটি এক সপ্তাহের মধ্যে মাথা ঘোরা বন্ধ হয়ে যাবে। আর শরীরও হালকা মনে হবে। প্রেশার দেওয়ার জন্য নিম্নলিখিত চিত্র : 39-এর ওপর লক্ষ্য রাখুন।

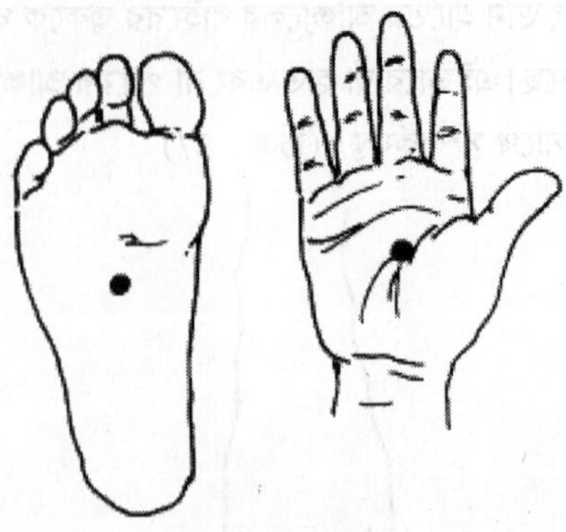

চিত্র : 39

তার সাথে হাতের তালুতেও চাপ দিন। কাঁধ এবং বাহুর সংক্রান্ত প্রেশার বিন্দু হাত এবং পায়ের তালুতে পাওয়া যায়। এর জন্য নিচের চিত্র অনুসারে প্রেশার দেওয়ার কাজ করুন।

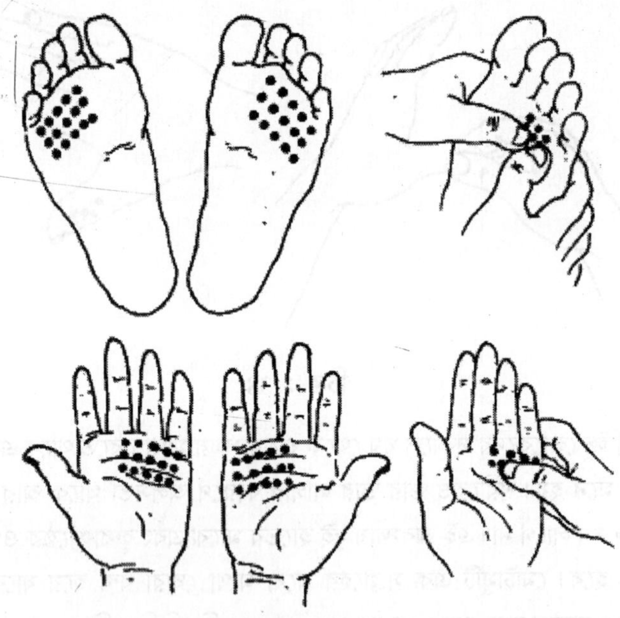

চিত্র : 40

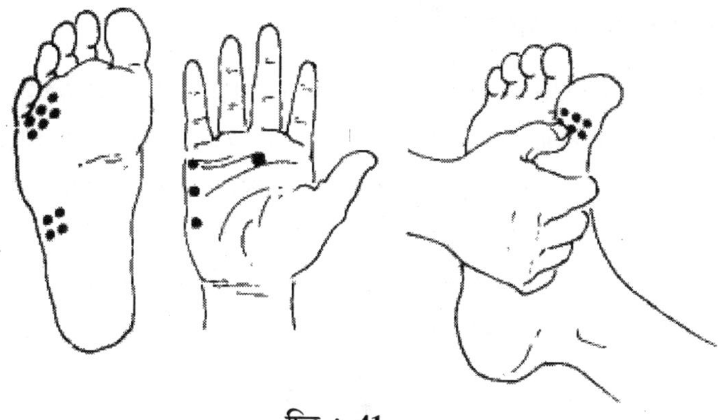

চিত্র : 41

প্রায় দেখা যায় যে অনেকক্ষণ একভাবে কাজ করার ফলে কাঁধ শূন্য মনে হয়। দু-হাতের উপরে-নীচে এবং ডায়ে-বাঁয়ে ঘোরাতে কষ্ট হয় এবং পা অবশ হতে থাকে। তাহলে ওপরে দেওয়া চিত্র অনুসারে প্রেশার দিলে অনেক উপকার হবে।

যদি ব্যাথা কেবল ঘাড়ে থাকে এবং সেটা বারে বারে আটকে যায়, তাহলে তারজন্য হাতের তালুতে এবং পায়ের তালুতে, হাত-পায়ের উপরিভাগে আঙ্গুলের পাশে আস্তে আস্তে সইয়ে সইয়ে চাপ দিতে হবে। হাত-পায়ের বিন্দু ছাড়াও কনুই-কে মুড়েও তার মাংসল ভাগের উপর চাপ দিতে হবে। নিচের চিত্র দেখুন।

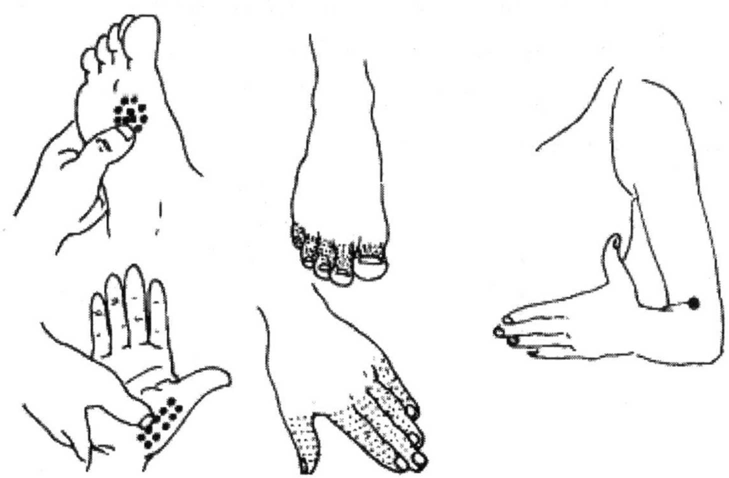

চিত্র : 42

ঘাড়ের ব্যাথার সহায়ক বিন্দু :

আজ পর্যন্ত যতগুলি ছায়া বিন্দু আলোচনা করা হয়েছে, এদের আমরা প্রমুখ কিংবা বাস্তবিক বিন্দু বলতে পারি। কিন্তু এছাড়াও কিছু সহায়ক ছায়া বিন্দু আছে, যার ওপর চাপ দিলে ব্যাথা সহজেই দুর হয়ে যায়। এরজন্য সর্বপ্রথমে আমাদের ঘাড়ের পিছন ভাগে মুণ্ডের নিচে প্রেশার দিতে হবে। এখান থেকে মেরুদণ্ডের হাড়ের জমায়েত শুরু হয়। এই চাপ বৃদ্ধাঙ্গুষ্ঠ দিয়ে দিতে হবে। এতে শরীরে চাপ না দিয়ে হালকাভাবে দিন। কখনো কখনো এই চাপের ফলে অন্য রোগও দুর হয়ে যায়।

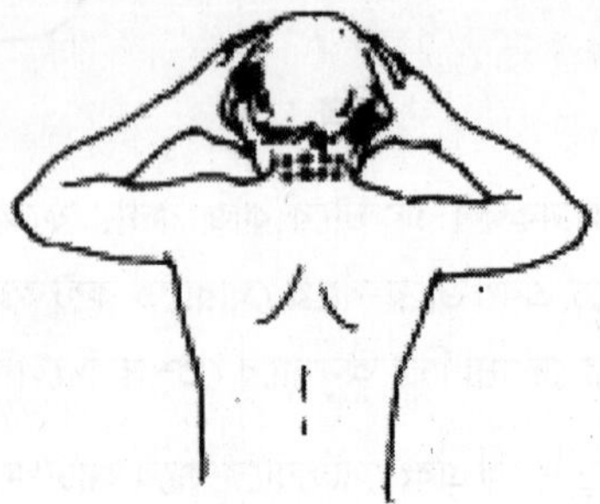

চিত্র : 43

কাঁধের ব্যাথার সহায়ক বিন্দু :

অ্যাকুপ্রেশার চিকিৎসা প্রণালীতে রোগ নিরসন করার জন্য ছোটো ছোটো ব্যাপারেও ধ্যান দিতে হবে। এজন্য কাঁধ, কনুই, কব্জি, বৃদ্ধাঙ্গুষ্ঠ ইত্যাদির রোগের জন্যও সহায়ক বিন্দু খোঁজ করা হয়েছে। এই বিন্দু কব্জিতে থাকে। অতএব চিত্র : 44 অনুসারে এই বিন্দুর উপর হালকাভাবে চাপ দিন।

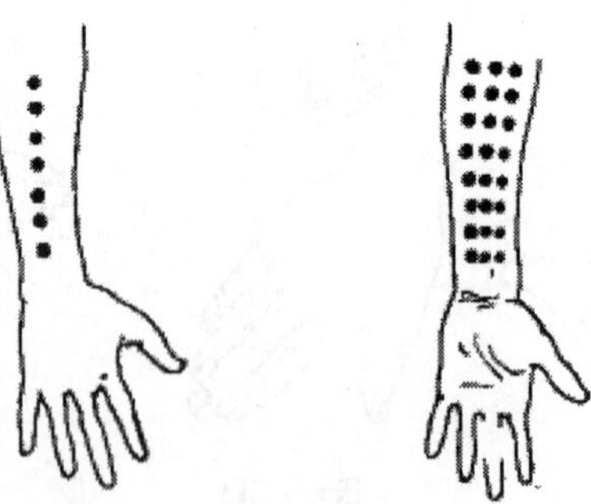

চিত্র : 44

কোমর ও তলপেটের দু'পাশের হাড়, পায়ের গোড়ালি, পিঠ এবং বৃদ্ধাঙ্গুষ্ঠের ব্যাথার চিকিৎসা বিধি :

এরজন্য নিচের চিত্র দেখে সেই অনুসারে প্রেশার বিন্দুর ওপর চাপ দিতে হবে।

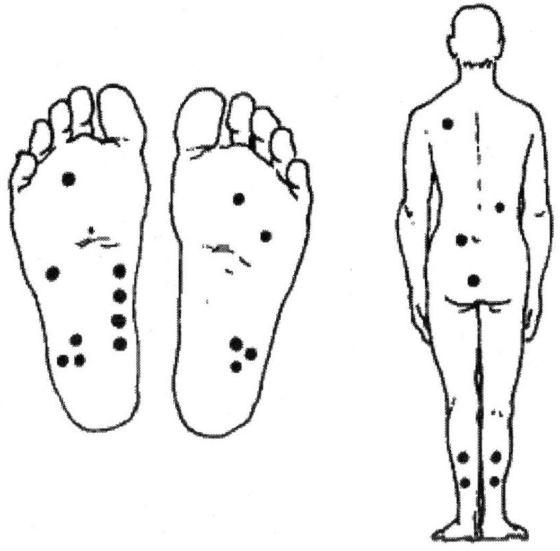

অতিরিক্ত সম্বন্ধিত প্রেশার বিন্দু চিত্র : 46-এ দেখানো হয়েছে। এর ওপর চাপ দেওয়ার ফলে পিঠ, কোমর এবং পায়ের গুলির ব্যাথাতে খুবই কার্যকরী।

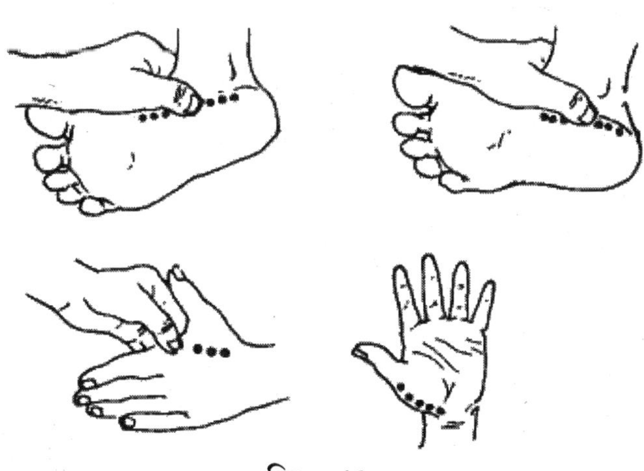

চিত্র : 46

প্রেশার দেওয়ার সমস্ত কার্য কোনো সমতল স্থান, তক্তা বা মাটিতে শতরঞ্চি পেতে তার উপর আরাম করে বসে করা উচিত। যদি চাপ দেওয়ার সময় বেশী ব্যাথা অনুভূত হয় তবে চাপ দেওয়া বন্ধ করে দিতে হবে। ওই স্থানের পরিবর্তে তার বিপরীত দিকের স্থানে চাপ দিতে হবে।

পিঠে চাপ দেওয়ার জন্য রোগীকে তক্তার ওপর পেটের উপর ভর দিয়ে শুইয়ে দিতে হবে। তারপর প্রেশার বিন্দুতে বুড়ো আঙ্গুলের দ্বারা আস্তে আস্তে চাপ দিতে হবে। পায়ের মাঝের অংশ, কোমর ও পেটের দু'পাশের হাড়, নিতম্ব, পায়ের বুড়ো আঙ্গুল ইত্যাদির ওপর তার কেন্দ্র পর্যন্ত প্রেশার দেওয়ার পরে এই ক্রিয়া তিন বা চার বার করা যায়।

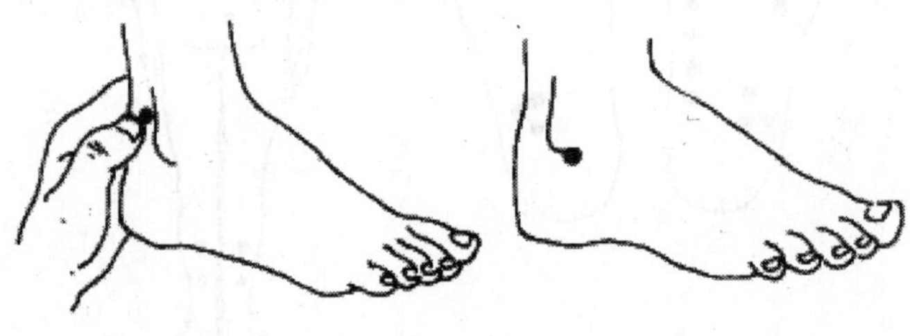

চিত্র : 47

অ্যাঙ্কেলের নিচের অংশওে চিত্র : 47 অনুসারে প্রেশার দিতে হবে। সাধারণত এই কেন্দ্র অত্যন্ত স্পর্শকাতর হয়। সেজন্য এখানে আস্তে আস্তে চাপ দিন। চাপ প্রথমে হালকা,

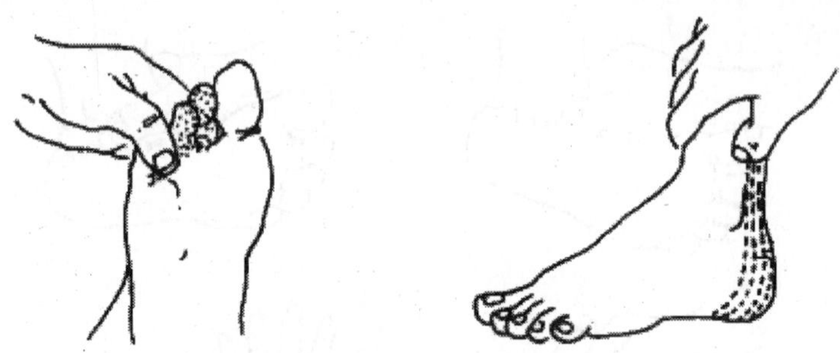

চিত্র : 48

তারপর গভীরভাবে দিতে হবে। পিঠ, পায়ের পাতার ওপরের অংশ, হাঁটুর ব্যাথা, পায়ের সমস্ত আঙ্গুলে আস্তে আস্তে চাপ দেওয়াতে দুর হয়ে যাবে। প্রেশার বৃদ্ধাঙ্গুষ্ঠ দিয়ে ওপর থেকে নীচের দিকে দেওয়া উচিত।

সহায়ক প্রেশার বিন্দুর ক্রিয়া বিধি :

আমরা এখন পর্যন্ত বাস্তবিক প্রেশার বিন্দুর সম্বন্ধে আলোচনা করেছি, কিন্তু এর সাথে সাথে কিছু সহায়ক প্রেশার বিন্দুও আছে, যার উপর প্রেশার দেওয়ার ফলে রোগ তাড়াতাড়ি ঠিক হয়ে যায়। এজন্য নিম্নলিখিত সহায়ক বিন্দুর ওপর প্রেশার দেওয়ার কার্য করুন।—

দুই হাতের কব্জির নিচে চাপ দিন। তারপর হাতের অন্যদিকে নীচে প্রেশার দিন। তারপর দুই পায়ের দিকে লক্ষ্য দিন। বাঁ পায়ের নীচে বুড়ো আঙ্গুলের নীচের দিকে হাতের বৃদ্ধাঙ্গুষ্ঠের নীচে হাতের বৃদ্ধাঙ্গুষ্ঠ দিয়ে চাপ দিন। এই চাপ প্রথমে আস্তে, তারপর জোরে দিতে হবে। এবার অন্য পায়ের আঙ্গুলের নীচে গোড়ালীর কিছু উঁচুতে চাপ দেওয়ার ক্রিয়া করুন। তারজন্য চিত্র : 49 দেখুন।

উপযুক্ত সহায়ক বিন্দুর শৃঙ্খলাতে পেটেও আস্তে আস্তে প্রেশার দেওয়ার ক্রিয়া করতে হবে। চিত্রের অনুসারে কণ্ঠার নিচে বুকের ছাতির মাঝে দুদিকের পাঁজরের ওপর এবং নাভির নীচে চাপ দিন। প্রথমে নাভির উপর তারপর নাভির নীচে, আবার বাঁদিকের পাঁজরের পাশে, আবার দু'দিকের পাঁজরের মাঝে, আবার ডান পাজরের এক আঙ্গুল নিচের দিকে। পেটের অংশে প্রেশার দেওয়ার সময় পিঠের সাহায্যে শুয়ে আস্তে আস্তে দিন। এই ক্রিয়া খাদ্য গ্রহণের আগে কিংবা খাদ্য গ্রহণের দু'তিন ঘণ্টা বাদে করতে হয়। আগে চিত্র : 50 দেখুন।

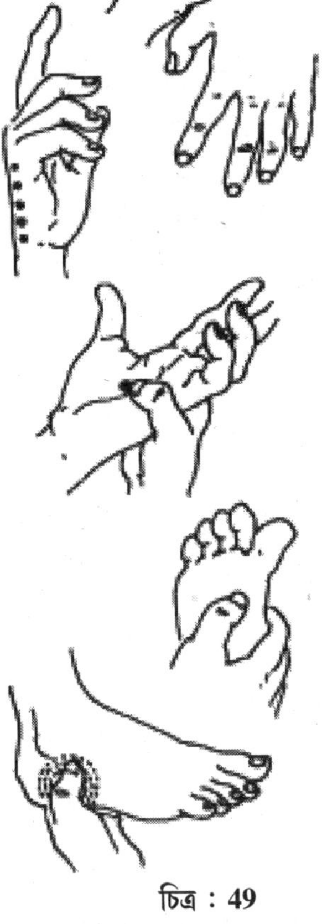

চিত্র : 49

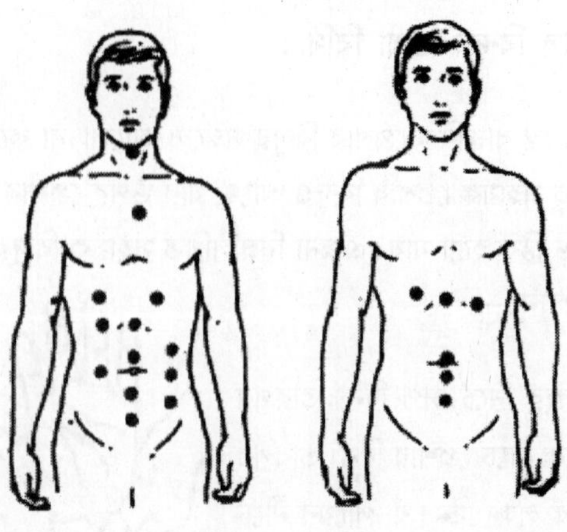

চিত্র : 50

যদি পায়ের গোছাতে বা সম্পূর্ণ পায়ে ব্যাথা থাকে কিংবা আঙ্গুল অবশ মনে হয় তবে এই অবস্থাতে জঙ্ঘার পরে হাঁটুর উপরের অংশে প্রেশার দিন। (চিত্র : 51)

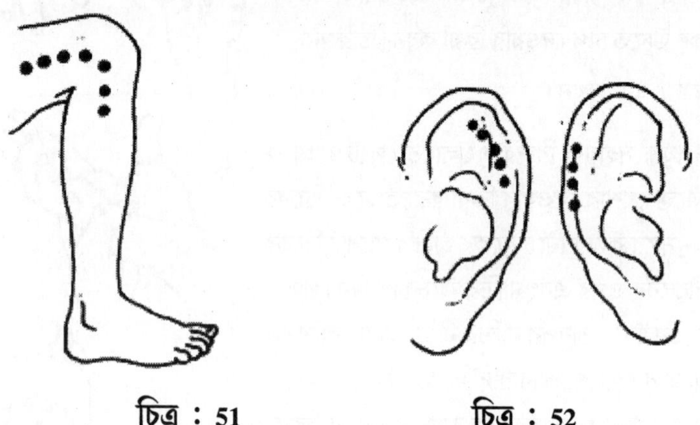

চিত্র : 51 চিত্র : 52

তারপরে দু'কানের ভিতরের অংশে চাপ দিন। প্রেশার বৃদ্ধাঙ্গুষ্ঠ দিয়ে দিন এবং 3 সেকেন্ডের বেশী দেবেন না। (চিত্র : 52)

গোড়ালির ব্যাথায় প্রেশার দেওয়া :

গোড়ালির যন্ত্রণার জন্য হাতের কব্জি, হাতের পাঞ্জার নীচে এবং পায়ের পাঞ্জার ওপর প্রেশার দিতে হবে। (চিত্র : 53)

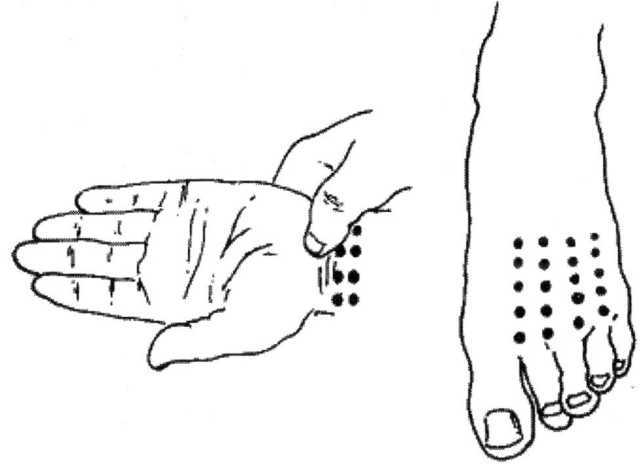

চিত্র : 53

সংদর্ভিত প্রেশার বিন্দু :

অ্যাকুপ্রেশার চিকিৎসা বিধিতে কিছু সংদর্ভিত বিন্দুকে অত্যন্ত গুরুত্বপূর্ণ মনে করা হয়ে থাকে। এর ওপর হালকা চাপ দিলে রোগী প্রথমে খুব আরাম পায়। তারপর ধীরে ধীরে রোগ দুর হয়ে থাকে। উদাহরণের জন্য—যদি কোনো ব্যক্তির ঠোক্কর লেগে থাকে এবং ডান পায়ের পাঁচ আঙ্গুলে ব্যাথা হয়ে থাকে তাহলে এই অবস্থায় তার ডান হাতের পাঞ্জার উপর তালুতে ধীরে ধীরে সমস্ত বিন্দুতে প্রেশার দিতে হবে। এইভাবে বাহু, পায়ের গোছ, পায়ের গুলি ইত্যাদির ব্যাথাতে পাঞ্জার উপর প্রেশার দেওয়াতে অত্যন্ত উপকার হয়। এরজন্য নীচে দেওয়া চিত্র : 54 দেখুন।

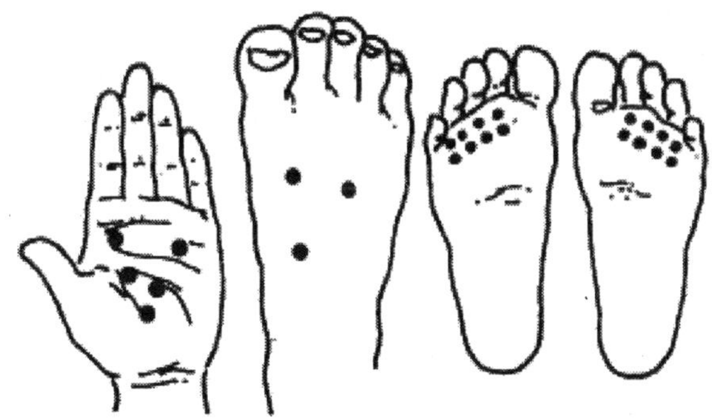

চিত্র : 54

ঘাড়, পিঠ, পায়ের গোছ, কনুই ইত্যাদির ব্যাথার জন্য আবশ্যক নির্দেশ :

ঘাড়, পিঠ, পায়ের গোছ, কনুই ইত্যাদির ব্যাথাতে অ্যাকুপ্রেশার দ্বারা চিকিৎসা করার সাথে সাথে বিশেষ সাবধানতা অবলম্বন করার আবশ্যকতা আছে। এই সাবধানতাগুলি হলো—

- পিঠ এবং ঘাড়ের ব্যাথার থেকে বাঁচার জন্য ব্যক্তিকে চেয়ারে, খাটে, তক্তা ইত্যাদির ওপর পিঠ সোজা করে বসা উচিত। হাঁটু ঠিকমতো মুড়ে বসা উচিত। সামনে বেশী ঝুঁকে বসবেন না। পিঠ বেশী ঝুঁকিয়ে বসলে মেরুদণ্ডের উপর তার প্রভাব পড়ে, ফলে তাতে বেশী নমনীয়তা এসে যায়।
- চলার সময়ও সামনের দিকে বেশী ঝুঁকে চলবেন না। শরীরকে একদম সোজা রেখে চলবেন। যদি কোনো জায়গায় দাঁড়িয়ে কথা বলার দরকার হয় তবে সোজা হয়ে দাঁড়িয়ে কথা বলুন। দুই বাহুকে টান করে রাখুন।
- ঘরে কিংবা দপ্তরে আলমারী, দেরাজ কিংবা অন্য কোনো স্থান থেকে বস্তু তোলার বা বের করার দরকার হয়, তাহলে বেশী ঝুঁকে বের করবেন না। পিঠ সোজা রাখুন আর হাঁটুকে প্রয়োজন অনুসারে মুড়ুন।
- সাইকেল, স্কুটার কিংবা গাড়ী চালানোর সময় সোজা টান হয়ে বসুন। কখনো সামনের দিকে ঝুঁকে বসবেন না। ক্লান্ত লাগলে বিশ্রাম করুন।
- যদি পিঠ কিংবা কাঁধে ব্যাথা করে, তবে সম্পূর্ণ বিশ্রাম করুন। আর অ্যাকুপ্রেশার চিকিৎসা চালু রাখুন।

7	চোখ, নাক এবং কানের রোগ

চোখের রোগ :

চোখের এই রোগ যেকোনো বয়সেই হতে পারে। কিন্তু বেশীর ভাগ কঠিন রোগ বয়স্ক লোকেদের বা বৃদ্ধাবস্থায় হয়ে থাকে। এখানে আমরা সেইসব রোগের আলোচনা করবো, যার অ্যাকুপ্রেশার চিকিৎসায় ঠিক করা যায়।

রাত্রান্ধতা : (Night Blindness)

এটা একটি সামান্য রোগ যা প্রায় 40 বছর বয়সী স্ত্রী-পুরুষের বা তার বেশী বয়সের ব্যক্তিদের হয়ে থাকে। এই রোগে চোখের গোলকে এক রকমের টান সৃষ্টি হয়। যার ফলে দৃষ্টি আবছা হতে থাকে। এই রোগ ভিটামিন A-এর অভাবে হয়ে থাকে। প্রায়শঃই এই রোগ সন্ধ্যাবেলা থেকে শুরু হয়।

দিনে কম দেখতে পাওয়া : (Day Blindness)

কিছু স্ত্রী-পুরুষরা দিনেও কম দেখতে পান। এটা কোনো বিশেষ রোগ নয়। এই রোগও প্রায় পুষ্টিকর আহারের অভাবে হয়ে থাকে।

চোখ ওঠা : (Conjunctivities)

এই রোগে প্রথমে চোখ চুলকাতে থাকে, তারপর জল আসতে থাকে। তারপর চোখ লাল হয়ে যায় ও মাথা ব্যাথা করতে শুরু করে। চোখ খুলে দেখার সময় চোখ ধাঁধিয়ে যায়।

চোখের রোগের প্রধান কারণ :

চোখের রোগের প্রধান কারণগুলি হল—

যে সমস্ত লোকেরা নেশার দ্রব্য গ্রহণ করে এবং রোদ ও ধূলোর আবহাওয়াতে কাজকর্ম করে, তাদের এই চোখের রোগ হয়ে থাকে।

সর্বদা কষ্ট করা, চিন্তাগ্রস্ত থাকা, মাথা বা মস্তিষ্কে চোট লাগা, অনেক দিন ধরে কান্নাকাটি করা, কম আলোতে বা অতিরিক্ত আলোতে পড়াশোনা করা, দীর্ঘক্ষণ পড়াশোনা—ইত্যাদি কারণেও চোখের রোগ দেখা দেয়।

কিছু বাচ্ছা এবং বড়োদের অভ্যাস থাকে তারা টি. ভি.-র খুব কাছে বসে সিনেমা দেখে কিংবা তার ওপর গভীরভাবে দৃষ্টি নিবন্ধ করে থাকে। তার ফলে তাদের চোখের জ্যোতির উপর প্রভাব পড়ে।

ডায়াবেটিস, কোষ্ঠকাঠিণ্য, কম ঘুমানো, সম্পূর্ণ ঘুম না হওয়া, কম আলোতে কাজ করা এবং এমন কিছু কাজ করা যেখানে সর্বদা ধোঁয়া বের হতে থাকে, এই সমস্ত কারণে চোখের রোগ হয়ে যায়।

চোখের রোগ প্রায়শঃই ভিটামিন A-এর ঘাটতির জন্য হয়ে থাকে। কিছুলোকের ছোঁয়া লেগেও এই রোগ হয়। ডাক্তাররা বলেন বাচ্ছাদের তো পৈতৃক কারণেও এই রোগ হয়ে থাকে।

রোগ দুর করার সাধারণ উপায় :

চোখের রোগ দুর করার সম্বন্ধে সামান্য কিছু জানাও প্রয়োজন—

- চোখকে ধোঁয়া, ধূলো, দূষিত আবহাওয়া থেকে বাঁচাতে হবে। যদি সেরকম স্থানে কিছুক্ষণের জন্য দাঁড়াতে হয়, তবে কাজের পর চোখ ভালো করে পরিষ্কার জল দিয়ে ধুতে হবে।
- খাদ্যে হলুদ ফল, টমাটো, মাখন, ঘি, দুধ, ডিম ইত্যাদি গ্রহণ করতে হবে।
- পড়ার সময় সঠিক আলো ব্যবহার করতে হবে। কম বা অতিরিক্ত আলোতে লেখা পড়ার কাজ করা উচিত নয়।
- খাদ্যে সবুজ শাক-সবজি, যেমন—লাউ, ঝিঙে, পটল, ঢ্যাড়শ, পালং, ধনেপাতা, মেথী, টমাটো ইত্যাদি গ্রহণ করা উচিত।

- চোখকে সকাল-সন্ধ্যায় বিশুদ্ধ জল দিয়ে ধুতে হবে।
- সকাল-সন্ধ্যায় বিশুদ্ধ হাওয়াতে ঘোরা উচিত।
- সপ্তাহে দু'বার চোখে গোলাপ জল, ভালো কাজল বা সুরমা অবশ্যই লাগাবেন।
- গাজরের রস চোখের জ্যোতিকে বাড়ায়। অতএব কাঁচা গাজর অবশ্যই খাওয়া উচিত।
- চোখের জন্য মুগ ডাল, পালঙের রস, দই, ঘোল ইত্যাদি অত্যন্ত উপকারী।
- স্নানের আগে সারা শরীরে মালিশ করা উচিত। এতে চোখের জ্যোতি স্থির থাকে।

চিকিৎসা পদ্ধতি :

চোখের রোগ দুর করার জন্য কিছু প্রেশার বিন্দুতে চাপ দেওয়াতে অত্যন্ত উপকার হয়। সেই প্রেশার বিন্দুর বিবরণ এখানে দেওয়া হল।—

অনুসন্ধানের ফলে জানা গছে যে চোখের সমস্ত প্রেশার বিন্দু দুই পায়ে, হাতের অংশ ইত্যাদিতে আছে। দুই পায়ের তালুতে বুড়ো আঙ্গুল থেকে সরে আঙ্গুলের পাশে প্রেশার বিন্দু থাকে। সেইভাবে দুই হাতের তালুতে, প্রথম, দ্বিতীয় আর তৃতীয় আঙ্গুলের জয়েন্টে থাকে। এরজন্য চিত্র : 55 দেখে হাতের বৃদ্ধাঙ্গুষ্ঠ দিয়ে চাপ দিন।

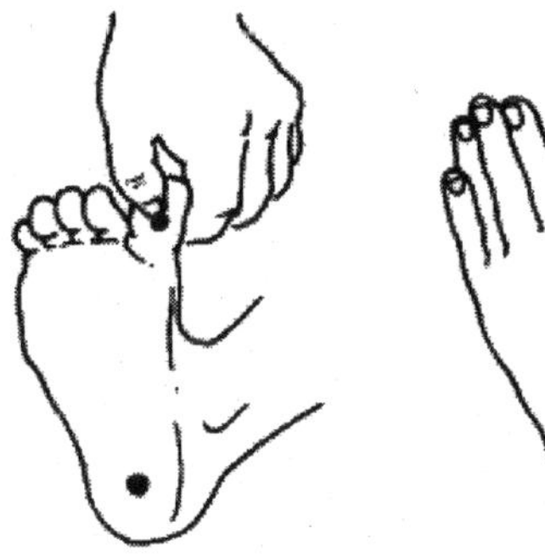

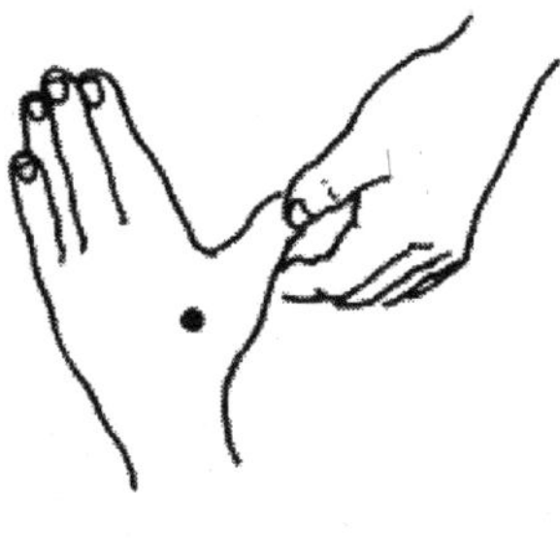

চিত্র : 55

এরজন্য রবারের গোলক বা কাঠের উপকরণ দিয়ে প্রেশার দেওয়া যেতে পারে। যদি ব্যক্তির কোন রোগ না থাকে, তাহলেও এই বিন্দুর ওপর প্রেশার দিয়ে চোখকে সুস্থ্য রাখা যেতে পারে। তবে এই বিন্দুর ওপর চাপ দেওয়ার কার্য নিয়মিত এবং প্রতিদিন করতে হবে।

সহায়ক প্রেশার বিন্দু :

চোখের মৌলিক বিন্দু ছাড়াও কিছু সহায়ক বিন্দু থাকে, যার উপর প্রেশার দিয়ে চোখের অনেক রোগ দুর করা যায়। এই বিন্দুর গুরুত্ব এইজন্য যে এটা আমাদের রোগ দুর করতে সম্পূর্ণ সহায়তা করে।

এই বিন্দু পা এবং হাতের আঙ্গুলে থাকে। অতএব হাত-পায়ের আঙ্গুলের প্রথমে পায়ের ওপর চাপ দিতে হবে। এরজন্য নীচে দেওয়া ছবিটি দেখুন—

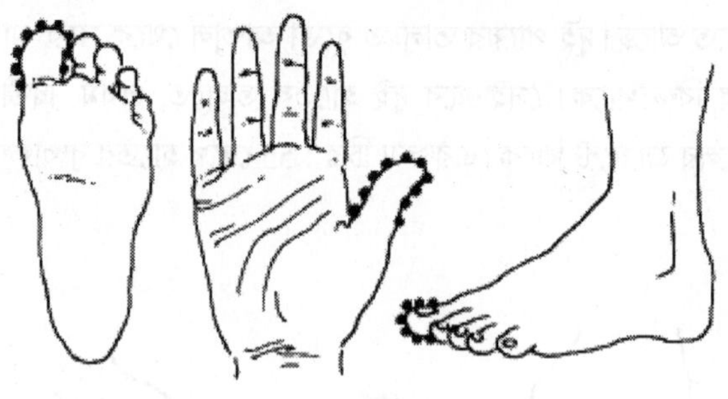

চিত্র : 56

আমাদের শরীরের ঘাড় থেকে চোখে শক্তি পাওয়া যায়। এর সম্বন্ধ হাত-পায়ের বুড়ো আঙ্গুলের সাথে, অতএব চিত্র : 56 অনুসারে হাত-পায়ের বৃদ্ধাঙ্গুষ্ঠের ওপর প্রেশার দিতে হবে।

চোখ লাল হয়ে যাওয়া, চোখে ব্যাথা, গোটা বেরোন ইত্যাদি রোগের কিছু পয়েন্ট আমাদের ঘাড়ের পিছনে, যেখানে মাথার হাড় শেষ হয়, সেখানে থাকে। চিত্র : 57 অনুসারে তার ওপর আস্তে আস্তে চাপ দিন।

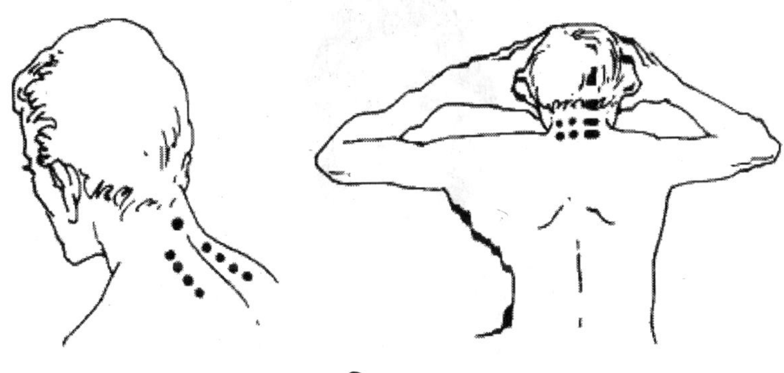

চিত্র : 57

আমাদের পায়েও দুই সহায়ক প্রেশার বিন্দু পাওয়া যায়। একটা বিন্দু পায়ের পাঞ্জার কাছে বৃদ্ধাঙ্গুষ্ঠের পাশে এবং দ্বিতীয় বিন্দু গোড়ালী থেকে উপরে থাকে। অতঃপর কোনো সমতল স্থানে পা-কে রেখে এই বিন্দুতে প্রেশার দিতে হবে। এরজন্য চিত্র : 58 দেখুন।

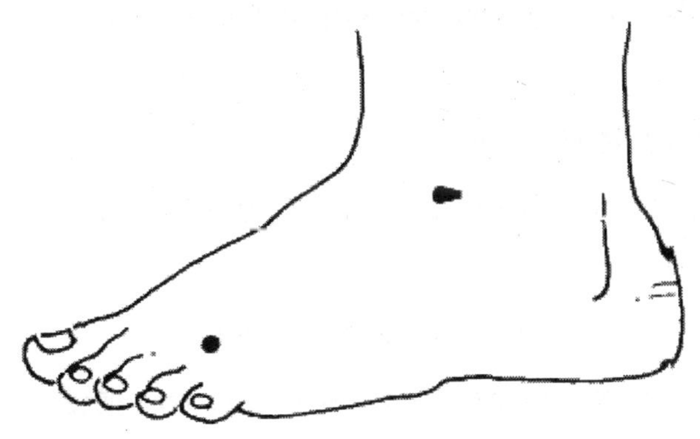

চিত্র : 58

আমাদের চোখের ভ্রূর উপরেও সহায়ক বিন্দু থাকে। অতএব ভ্রূকে দুই আঙ্গুলে ধরে আস্তে আস্তে চাপ দিতে হবে। এরজন্য চিত্র : 59 দেখুন।

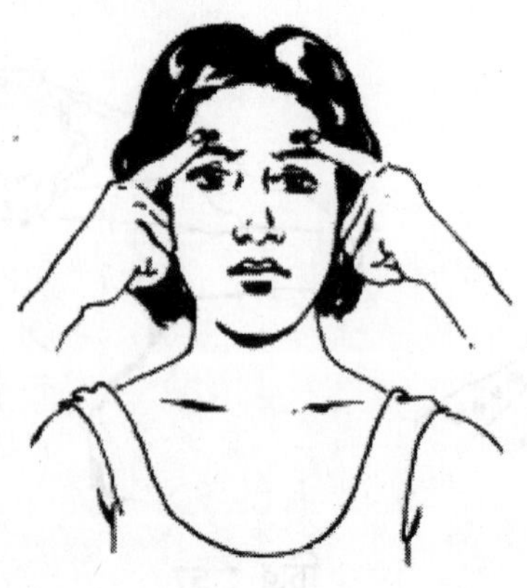

চিত্র : 59

চোখে-ছানি পড়া প্রায় বৃদ্ধাবস্থার রোগ। যদি ছানি শুরু হওয়ার অবস্থায় ধরা পড়ে তবে চোখের প্রেশার বিন্দুতে চাপ দিলে উপকার হয়। কিন্তু যদি ছানি পুরনো বা পেকে গিয়ে থাকে তবে তা অপারেশন করাই শ্রেয়। অতএব ডাক্তারের সাথে পরামর্শ করা অনিবার্য।

অ্যাকুপ্রেশার চিকিৎসার সাথে সাথে চোখের রোগের নিম্নলিখিত ব্যাপারেও লক্ষ্য রাখতে হবে—

1. চোখে শুদ্ধ মধু সকালে-সন্ধ্যায় লাগান।
2. পেঁয়াজের রসে মধু মিশিয়ে এক ফোঁটা করে চোখে দিতে থাকুন। এতে অত্যন্ত উপকার হয়।
3. গোলাপ জল বা খুব ভালো সুর্মা চোখে লাগাতে হবে।
4. রাতে শোবার সময় চোখের পাশে সরষের শুদ্ধ তেল (কানপটিতে) আস্তে আস্তে মালিশ করুন। এতে ঘুমও ভালো হবে। চোখের ভারি হওয়া, মাথা ব্যাথা ইত্যাদিও দুর হয়ে যাবে।

নাকের রোগ :

নাকের রোগে সাধারণত সর্দি-গর্মি, ব্যাথা, নাকে সুড়সুড়ি ইত্যাদিই হয়ে থাকে। এখানে আমরা এই সমস্ত রোগের বিস্তারিত আলোচনা করব।

সর্দি ও শ্লেষ্মা :

এই রোগ সাধারণত সবরকম বয়সের লোকেদেরই হয়ে থাকে। আজকের বিজ্ঞানের যুগেও এটা একটা প্রাকৃতিক রোগ। এই রোগ বর্ষা এবং শীতকালের সন্ধিকালে বেশী হয়ে থাকে। কিছু জায়গা অত্যন্ত ঠাণ্ডা হয়। সেখানকার আবহাওয়া দূষিত হয় এবং সেখানে ধুলো-ময়লা এবং ধোঁয়া সবসময় থাকে। এই রকম জায়গার প্রভাব আমাদের মস্তিষ্কের উপর পড়ে আর রোগ উৎপন্ন হয়। এছাড়া নিম্নমানের খাদ্য-গ্রহণ, অধিক পরিশ্রম করার পরে জল খাওয়া, বৃষ্টিতে ভেজা, ঠাণ্ডা হাওয়াতে শোওয়ার কারণেও সর্দি ও শ্লেষ্মা হয়ে যায়।

এতে চোখ-নাক দিয়ে জল পড়তে থাকে। সাথে কাশিও হয় এবং কফ হয়ে যায়। কান বন্ধ হয়ে যায়। মাথাতে যন্ত্রণা হওয়ার জন্য কোনো কাজে মন বসে না।

সাইনোসাইটিস :

নাকের ভিতর সুঁচের মতো ফুটতে থাকে। এইরকম অসহনীয় অবস্থাকে সাইনোসাইটিস বলা হয়। এই রোগে নাকে যন্ত্রণা থাকার ফলে শ্বাস নিতে কষ্ট হয়। মস্তক, ওপরের চোয়াল, মুখে এবং নাকে ব্যাথা হতে থাকে। রোগী অত্যন্ত উদ্বিগ্ন হয়ে যায়। নাক দিয়ে জল গড়াতে থাকে। মুখ থেকে দুর্গন্ধ বের হতে থাকে।

চিকিৎসা পদ্ধতি :

এই রোগের প্রেশার বিন্দু দুই পা এবং দুই হাতের সমস্ত আঙ্গুলের সামনের অংশে থাকে। চাপ দেওয়ার জন্য পা এবং হাতের বুড়ো আঙ্গুলে প্রথমে আস্তে আস্তে সহ্য করিয়ে, তারপর হালকাভাবে চাপ দিন। 2সেকেন্ড পরে চাপ গভীর করুন। এই ক্রিয়া সারাদিনে—সকালে, দুপুরে আর সন্ধ্যাবেলাতে করুন।

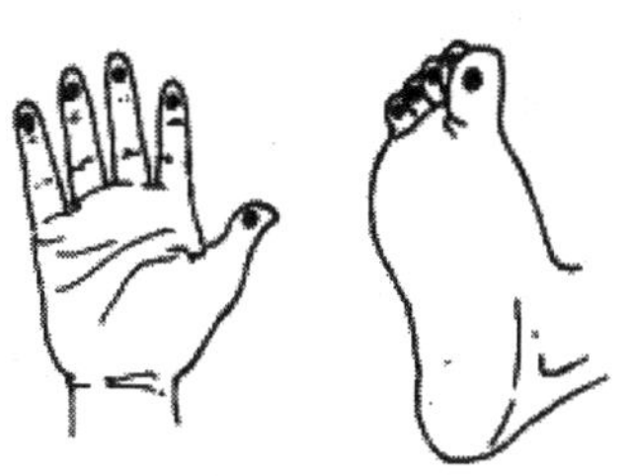

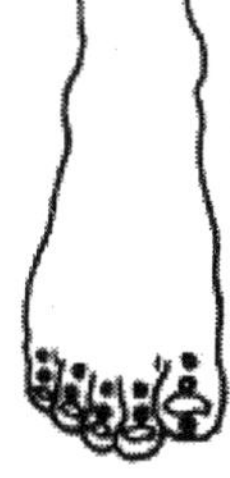

চিত্র : 60

সহায়ক প্রেশার বিন্দু :

মুখ্য প্রেশার বিন্দু ছাড়াও কিছু সহায়ক বিন্দুও থাকে। এদের ওপর প্রেশার দিলে অত্যন্ত ফল পাওয়া যায়। এই বিন্দুর সম্বন্ধ ঘাড়ের সাথে। কিন্তু হাত এবং পায়ের বৃদ্ধাঙ্গুষ্ঠ, হাতের তালু আর পায়ের তালুতেও এই সহায়ক বিন্দু থাকে। (চিত্র : 61 দেখুন)

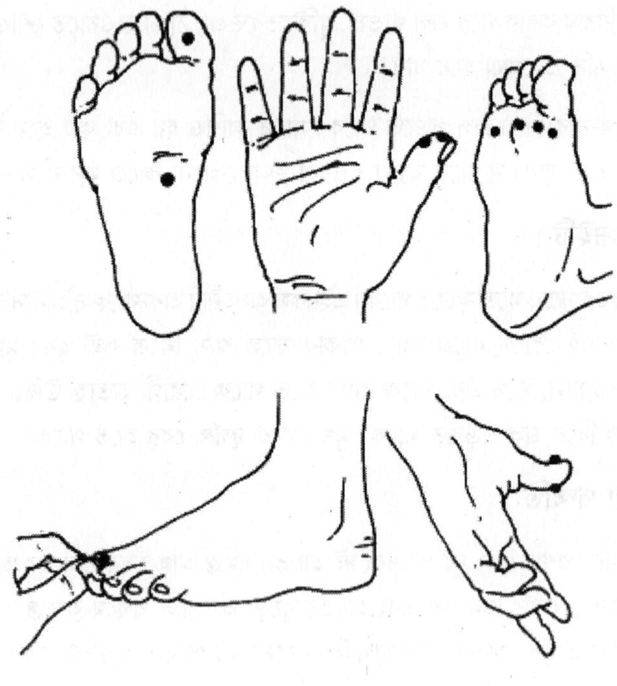

চিত্র : 61

পা এবং হাতের বৃদ্ধাঙ্গুষ্ঠের দু'দিকে শিরার ধারেও বিন্দু থাকে। এর ওপরও চাপ দেওয়া উচিত।

গরম আবহাওয়াতে সর্দি-কাশিতে সাইনোসিসের জন্য অত্যন্ত কষ্ট হতে থাকে। সেজন্য এর বিন্দু ঘাড়ের পিছনের মস্তিষ্কের নিচেও পাওয়া যায়। চিত্র : 62 অনুসারে এই বিন্দুগুলিতে তিন-চার সেকেন্ড পর্যন্ত চাপ দিন।

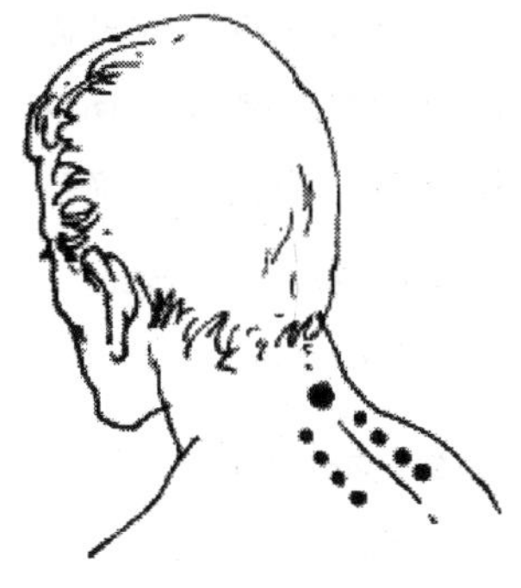

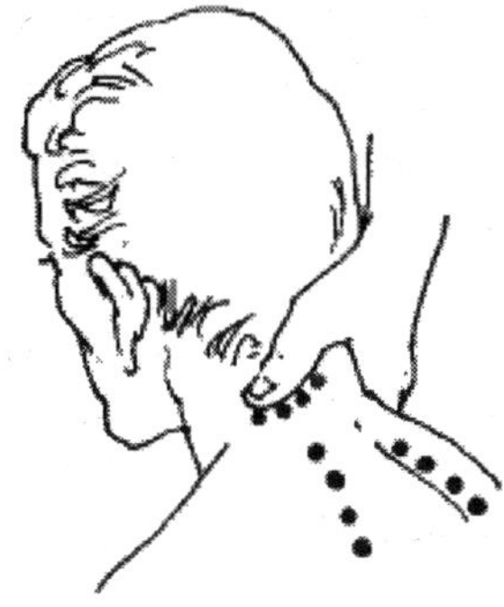

চিত্র : 62

হাত এবং পায়ের আঙ্গুলের সামনের অংশে চাপ দিলেও রোগীর আরাম হয়। এছাড়া মাথার মাঝামাঝি জায়গায়ও একটা বিন্দু আছে, যার উপর চাপ দিলে সাইনাস নষ্ট হয়ে যায়।

কানের রোগ :

বধিরতা

কানের প্রধান রোগ বধিরতা। এই রোগ হয় জন্মগত হয়ে থাকে অথবা চোট লাগার ফলে হয়ে থাকে। এই রোগে মানুষ একদমই শুনতে পায় না। অত্যন্ত চিৎকার করে কথা বললে একটু শুনতে পায়।

কিছু বাচ্ছাদের বসন্ত রোগ হওয়ার পরেও হয়ে থাকে। কানে ফোঁড়া হওয়ার পর যদি তাকে ঠিকমতো চিকিৎসা না করানো হয়, তবে কানের পর্দার ওপরে তার প্রভাব পড়ে, আর সে কম শুনতে থাকে।

কিছু লোক হাইডোজের ওষুধ ব্যবহার করে। যার ফলে কানে শোনার ক্ষমতা ক্ষীণ হয়ে যায়। কম শুনতে পাওয়া লোকেদের কানে ঝন্‌ঝন্‌ আওয়াজ হতে থাকে। সিটির মতো আওয়াজ হয়, আবার মৌমাছির মতো ভন্‌ভন্‌ আওয়াজও শুনতে পায়।

প্রকৃতি কানের সম্বন্ধ মলনালীর সাথে তৈরী করেছে। অতএব যখন মলনালীর কোনো রোগ হয়, তখন তার প্রভাব কানের ওপর পড়ে। আর সে হয়ত কম শুনতে পায় বা একেবারে শুনতে পায় না। অতএব অ্যাকুপ্রেশার চিকিৎসার দ্বারা মল-নালী সংক্রান্ত প্রেশার বিন্দুতে প্রেশার দিতে হবে। আর কিছুদিনের মধ্যেই কানে শুনতে পাবে।

কখনো কখনো পেটের রোগের কারণেও কানের রোগ হয়ে যায়। যেমন—পেটে সব সময় ব্যাথা থাকা, পুরনো কোষ্ঠকাঠিণ্য, অজীর্ণ, অন্ত্রে ব্যাথা ইত্যাদি।

এই সমস্ত ছাড়াও তামাক সেবন, মদ্যপান, গাঁজা সেবন, যৌন রোগ, গরম, সিফোলিস ইত্যাদির কারণেও কানের রোগ উৎপন্ন হয়ে থাকে।

চিকিৎসা পদ্ধতি :

যদি কোনো ব্যক্তি জন্মগতভাবে বধির হয়, তবে অ্যাকুপ্রেশার পদ্ধতিতে চিকিৎসা সম্ভব নয়। তবে কিছুটা শোনার শক্তি পেতে পারে। এই থেরাপিতে কিছু রোগীর উন্নতি হতে দেখা গেছে।

কানের রোগ এবং কানে শুনতে না পাওয়াকে দুর করার জন্য দুই পায়ের তালুতে কড়ে-আঙ্গুলের পাশে ছোটো তিনটি আঙ্গুল এবং হাতের আঙ্গুলের ওপর বৃদ্ধাঙ্গুষ্ঠ দিয়ে তিন-চার সেকেন্ড পর্যন্ত চাপ দিতে হবে। যদি বৃদ্ধাঙ্গুষ্ঠ দিয়ে ঠিকমতো জোর না পড়ে তবে রবারের উপকরণ দিয়ে প্রেশার দিন। চিত্র : 63 তে দেখানো হয়েছে।

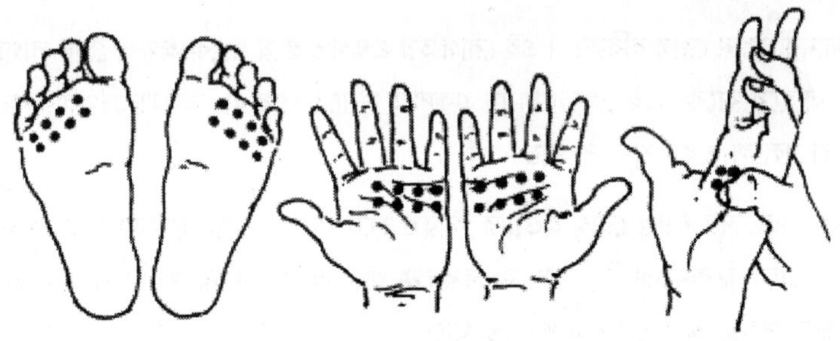

চিত্র : 63

সহায়ক প্রেশার বিন্দুর ওপর চাপ দেওয়ার ক্রিয়া :

কানের রোগ দুর করার জন্য আমাদের শরীরে কিছু সহায়ক বিন্দুও আছে, যার ওপর প্রেশার দেওয়াতে অত্যন্ত উপকার হয়।

এরজন্য ঘাড়ের নীচে মস্তকের হাড়ের শেষপ্রান্তে বৃদ্ধাঙ্গুষ্ঠ দিয়ে চিত্র : 64 অনুসারে প্রেশার দিন।

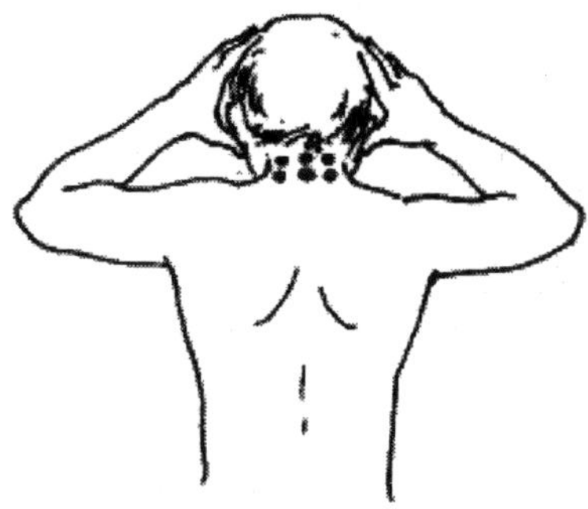

চিত্র : 64

দুই কানের নীচে, যেখানে স্ত্রী-লোকেরা কানের দুল পরে, বৃদ্ধাঙ্গুষ্ঠ দিয়ে সেখানে প্রেশার দিতে হবে। এরজন্য চিত্র : 65 দেখুন।

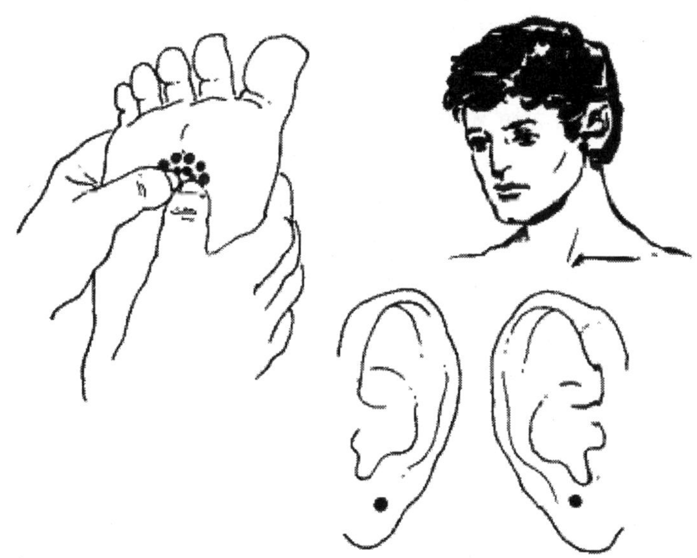

চিত্র : 65

4	শ্বাস-সংস্থান সংক্রান্ত রোগ

শ্বাস-সংস্থান আমাদের শরীরের সেই অঙ্গের স্বরূপ যা শ্বাস নিতে আমাদের সাহায্য করে। যেমন—নাক, কণ্ঠ (গলা), শ্বাসনালী, ফুসফুস ইত্যাদি। এগুলি সমস্তই সুক্ষ্ম শিরা দ্বারা সঞ্চালিত হয়ে থাকে। এর মধ্যে ফুসফুসও আছে যা শ্বাসবাহিনীকে শক্তি প্রদান করে থাকে। শ্বাস-সংস্থান সংক্রান্ত রোগ এইরূপ—

হাঁপানি :

শ্বাস-সংস্থান সংক্রান্ত এই রোগ অত্যন্ত কষ্টকর। এতে শ্বাসনালীতে যন্ত্রণা হয় এবং কফ জমে যায়, ফলে শ্বাস নিতে কষ্ট হয়। এই কষ্ট প্রায় সকালের দিকে বেশী হয়। এই রোগ ঠাণ্ডা খাবার খাওয়া, কোষ্ঠকাঠিণ্য, ক্রোধ, সবসময় কাশি থাকা ইত্যাদি কারণে খুব তাড়াতাড়ি হয়ে যায়। এতে রক্তও দূষিত হয়ে যায়। সেই দূষিত রক্ত শ্বাসনালীতে পৌঁছে যায় যাতে সঙ্কোচন সৃষ্টি হয় ফলে শ্বাস নিতে কষ্ট হয়। রক্তের দূষণতা, উল্টো-পাল্টা খাদ্য গ্রহণ ইত্যাদির ফলে এই রোগ হয়ে থাকে। কিছু লোক ধুলো, ধোঁয়া, রাসায়নিক গ্যাস—ইত্যাদির মাঝে কাজ করে। তাদের শ্বাসকে এই সমস্ত গন্ধ প্রভাবিত করে। ফলে শ্বাসকষ্টের রোগ হয়।

নিমোনিয়া :

ফুসফুসে যখন কোনো বিষাক্ত তত্ব গিয়ে পৌঁছায় বা আস্তে আস্তে জমা হয়, তাহলে সেটা ফুসফুসের পর্দা পর্যন্ত পৌঁছে যায়। এই অবস্থায় ফুসফুসের পর্দাতে যন্ত্রণা শুরু হয়। ফলে জ্বরও আসতে পারে।

এলার্জি :

পিত্ত গরম হয়ে রক্তকে দূষিত করে দেয়, তাকে এলার্জি বলা হয়। এই রোগ অত্যন্ত চিন্তা, শোক, গরম জিনিসের পর ঠাণ্ডা জিনিস খাওয়া, সর্বদা রোদে কাজ করা, অতিরিক্ত ঝাল, টক, খারযুক্ত খাবার গ্রহণ করার ফলে, বিভিন্ন ধরনের কাপড় পরার ফলে, সাবান, তেল লাগানো ইত্যাদি কারণে হয়ে থাকে। এই রোগে শরীরের জায়গায় জায়গায় লাল চাকা চাকা হয়ে যায়।

কাশি :

বেশীরভাগ কাশি—বাত, পিত্ত এবং কফের গণ্ডগোলের জন্য হয়ে থাকে। এছাড়া বায়ুনালীতে বিকার, শ্বাসকষ্ট, হার্টের রোগ, থায়রয়েড গ্রন্থিতে যন্ত্রণা এবং অতিরিক্ত কফ জমে যাওয়ার ফলে হয়ে থাকে। ধোঁয়াতে কাজ করার ফলে শরীরের অম্লতা বেড়ে যায়। এবং ফুসফুসে রক্ত একত্রিত হওয়ার কারণেও কাশি হয়ে থাকে।

কাশি শুকনো অথবা কফ মিশ্রিত হয়ে থাকে। বাচ্ছাদের হুপেন কাশিও হয়ে থাকে। এই কাশিতে কাশতে কাশতে বাচ্ছাদের মুখ লাল হয়ে যায়। নাক, চোখ দিয়ে জল পড়তে থাকে এবং কখনো কখনো শরীরে জ্বরও এসে যায়।

হেচকি বা হিক্কা :

শ্বাস রোগের মতো হেচকিও বায়ুর বৃদ্ধি এবং কফের প্রাধাণ্যতার কারণে হয়ে থাকে। এতে বায়ু হঠাৎ উপর দিকে উঠতে থাকে আর আওয়াজ হেচকির সাথে বের হতে থাকে।

এই রোগ পেটে সমানবায়ু এবং গলায় উদান বায়ুর প্রকোপ সৃষ্টি করে। সাধারণত এই বায়ু থেকে থেকে পেট থেকে মুখ দ্বারা বাইরে বেরোতে থাকে। এই রোগ মানসিক বিকারেরও কারণ হতে থাকে।

পাঁজরে ব্যাথা :

এই রোগ ফুসফুসে কফ জমে যাওয়ার ফলে হয়ে থাকে। যদি ফুসফুসে সর্দি বা কফ জমে যায় তাহলে এই অবস্থার সৃষ্টি হয়। কিছু লোক বায়ু উৎপন্ন করার মতো খাদ্য অত্যধিক গ্রহণ করে। তখন তাদের ফুসফুসে ঠাণ্ডা ভাব লেগে যায়। এতে

শ্বাস নিতে কষ্ট হয়। রোগী উদ্বিগ্নও হয়ে যায়। কখনো কখনো জ্বরও আসতে পারে।

চিকিৎসা পদ্ধতি :

শ্বাসের সাথে সম্পর্কিত সমস্ত রোগের চিকিৎসা অ্যাকুপ্রেশার পদ্ধতির দ্বারা করা অত্যন্ত সরল উপায়। কিন্তু কিছু রোগ, যেমন—হাঁপানি, শ্বাসকষ্ট, কাশি ইত্যাদি সারতে একটু সময় লাগে। এই পদ্ধতিতে চিকিৎসা করার জন্য নিম্নলিখিত প্রেশার পয়েন্টের উপর চাপ দেওয়া আবশ্যক।

1. যদি শ্বাসের রোগ হয়, হাঁপানির জন্য কষ্ট, শ্বাস ঠিকমতো নিতে কষ্ট—তাহলে পিটুইটারী গ্রন্থি, থাইরয়েড গ্রন্থির সাথে সম্পর্কিত ছায়া বিন্দুর ওপর চাপ দিলে অত্যন্ত উপকার হয়। এই প্রেশার হাত এবং পায়ের বৃদ্ধাঙ্গুষ্ঠের অগ্রভাগের উপর, তারপর হাত এবং পায়ের সমস্ত আঙ্গুলের ওপর চাপ দিতে হবে। এরজন্য চিত্র : 66 দেখুন।

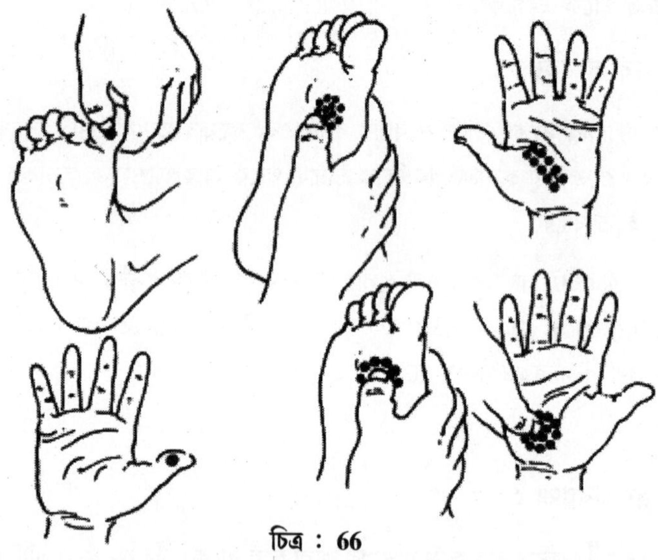

চিত্র : 66

2. শ্বাস সম্পর্কিত সমস্ত প্রকার রোগের জন্য স্নায়ু সংস্থানের ছায়া বিন্দুর ওপরও প্রেশার দিতে হবে।

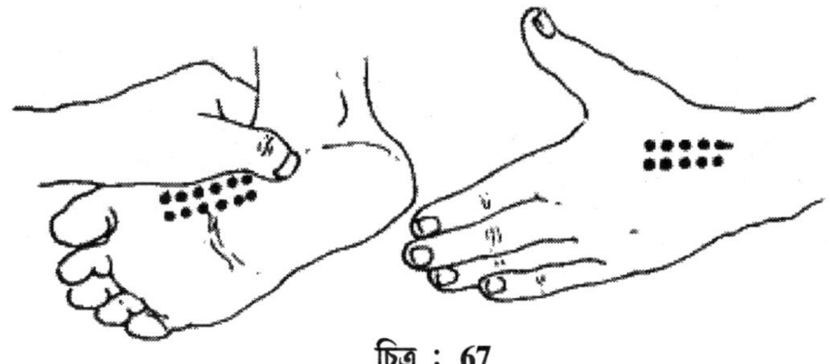

চিত্র : 67

3. পায়ের তলায় আঙ্গুলের মাঝে এবং সম্পূর্ণ শরীরে (চিত্র : 67)-র অনুসারে চাপ দিন। এই চাপের দ্বারা শ্বাস-সম্পর্কিত সমস্ত রোগ আস্তে আস্তে চলে যায়।

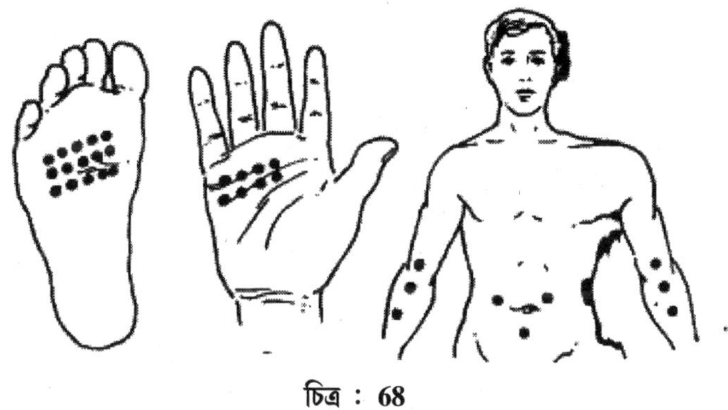

চিত্র : 68

4. যদি শরীরে এলার্জির রোগ থাকে, তবে তা নির্মূল করার জন্য কনুই-এর বাইরে এবং ভিতরের ভাগে আর পায়ের নীচের তালুতে, যেমন—চিত্র : 68 দেখানো হয়েছে, সেইভাবে চাপ দিন। এরপর নাকের নীচে, ওপরের ঠোঁটের ওপর চাপ দিন।

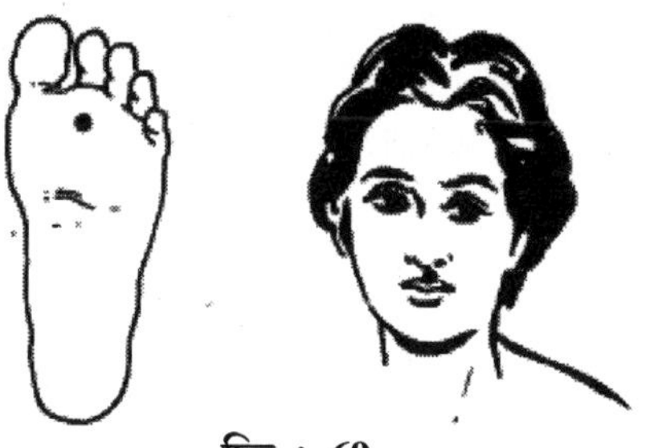

চিত্র : 69

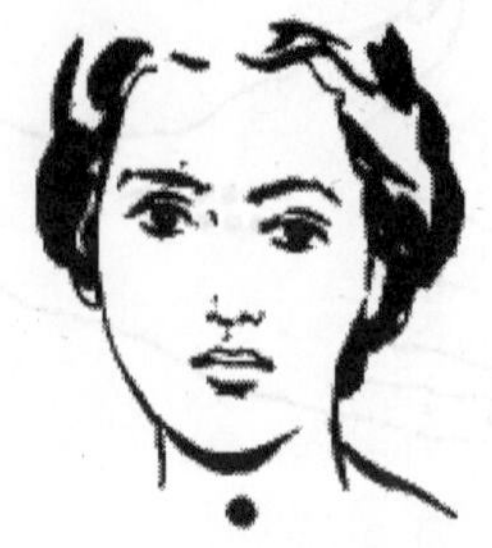 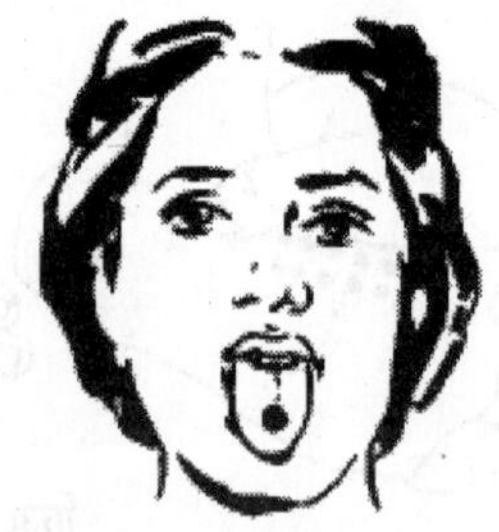

চিত্র : 70

5. উপরোক্ত সমস্ত প্রকারের রোগের জন্য জিভকে দাঁতের সাথে চাপ দিতে হবে। এরজন্য চিত্র : 69, 70 অনুসারে কার্য করুন।

পথ্য-অপথ্য :

হাঁপানি এবং কাশি রোগে আক্রান্ত লোকেদের দই, কলা, খরমুজ, তরমুজ এবং ঠাণ্ডা কোন ফল খাওয়া উচিত নয়। মদ, সিগারেট এবং টক জাতীয় খাদ্যও গ্রহণ করা উচিত নয়। এই রোগে ভিটামিন C-এর দুটো বড়ি খাবারের পরে খাওয়া উচিত।

আয়ুর্বেদে তুলসীপাতার রস মধুর সাথে সকালে-সন্ধ্যায় সেবন করতে বলা হয়েছে। এছাড়া, হরতকি, বয়রা, যষ্টী মধু, অর্জুন গাছের ছাল ইত্যাদি 10-10 গ্রাম করে নিয়ে পিষে চূর্ণ করে, সেই চূর্ণ এক চামচ করে প্রতিদিন রাতে শোওয়ার আগে গরম জলের সাথে সেবন করতে হবে। খাদ্য অত্যন্ত সাধারণ অর্থাৎ সুপাচ্য গ্রহণ করতে হবে। যেমন—লাউ, কুমড়ো, মেথী শাক, পালং শাক ইত্যাদির সঙ্গো রুটি খেতে হবে। পেটে যেন কোষ্ঠাকাঠিণ্য না হতে পারে, তার খেয়াল রাখবেন। উঠতে, বসতে, শুতে সবসময় খেয়াল রাখবেন—যেন সমস্ত মুদ্রা সঠিক থাকে। প্রতিদিন শরীরে সরষে বা তিল তেল মালিশ করে স্নান করবেন। স্থান করার সময় পেটের ওপর তিন মিনিট পর্যন্ত জলের ধারা দিন। এতে পেটের রোগ থেকে মুক্তি পাবেন আর শ্বাসরোগেরও উপশম হবে।

সবশেষে আমার পরামর্শ এই যে—শ্বাসকষ্ট, কাশি, এলার্জীর রোগে এমন কোনো জিনিস খাওয়া উচিত নয় যা হানিকর হয়। অধিক মিষ্টি খাওয়াও এলার্জী বাড়িয়ে দেয়।

9 মস্তিষ্ক সম্পর্কিত রোগ

রক্ত সঞ্চারে বিকার, সংক্রমণ, সংরচনার সাথে যুক্ত হওয়া দুষ্টতা এবং কার্যের সাথে যুক্ত হওয়া উদ্বিগ্নতা হওয়ার ফলে মস্তিষ্ক সংক্রান্ত বিভিন্ন রোগ উৎপন্ন হয়। অ্যাকুপ্রেশার দ্বারা চিকিৎসা করার ফলে মস্তিষ্ক এবং স্নায়ু সংস্থান ও মাংসপেশীর রোগ নির্মূল হয়ে যায়। এখানে আমরা বিভিন্ন রোগের সম্বন্ধে আলোচনা করবো।—

বাত বা পক্ষাঘাত :

যখন ব্যক্তির শরীরে স্নায়ু সংস্থানের তন্তু কাজ করা বন্ধ করে দেয়, তখন সঞ্চালিত শক্তি বন্ধ হয়ে যায় আর শরীরের কোন অঙ্গ অবশ হয়ে যায়। একেই বাত বা পক্ষাঘাত বলে। এই রোগ শরীরের যেকোনো অংশে, যেমন—মস্তিষ্কে, মেরুদণ্ডের হাড়ের স্নায়ু সংস্থানে দুষ্টতা উৎপন্ন হওয়ার কারণে তৈরী হয়। শরীরের অংশ বিশেষ বাতের দ্বারা কতটা প্রভাবিত হয়েছে, সেটা মস্তিষ্ক দ্বারা সম্বন্ধিত থাকে।

মনের রোগ বা ভুলে যাওয়া :

যে সমস্ত ব্যক্তিরা শক্তির অতিরিক্ত মানসিক বা শারীরিক পরিশ্রম করে অথবা সর্বদা কোনো চিন্তা বা শোকে মগ্ন থাকে বা যাদের শারীরিক শক্তি অত্যন্ত ক্ষীণ হয়ে গেছে, তাদের ভুলে যাওয়ার রোগ হতে থাকে। তারা সর্বদা ভীত থাকে। অনেক সময় কোনো দৈবী বিপত্তি দেখে বা বেশী সম্ভোগের কারণে শরীরের তেজ নষ্ট হয়ে যায়, যার কারণে ভুলে যাওয়ার রোগ দেখা দেয়।

দুর্বল স্মৃতিশক্তি :

আজকের দিনে স্মৃতি দুর্বল হয়ে যাওয়া একটি রোগের মধ্যে পড়ে। এইজন্য অ্যাকুপ্রেশার চিকিৎসার দ্বারা স্মৃতিকে ঠিক রাখার একটা উপায় দেখানো হয়েছে। কিন্তু তার আগে আমরা আলোচনা করবো কিভাবে তাকে পোষণ দেওয়া যায়।

আমরা যে সমস্ত খাদ্য গ্রহণ করি, তার থেকে রস উৎপন্ন হয়। সেই রস থেকে রক্ত, মাংস, চর্বি, হাড়, মজ্জা এবং বীর্য নির্মাণ হয়ে থাকে। এর থেকে শরীরে শক্তি উৎপন্ন হয়। বীর্য বা মণি নামক ধাতু দ্বারা অতি সুক্ষ্ম ওজ নির্মিত হয়, যা মস্তকে পৌঁছে সেখানকার পোষণ করে যা মস্তিষ্কে বল দেয়। এতেই স্মরণশক্তি তৈরী হয়।

যে সমস্ত লোক কাম, ক্রোধ ইত্যাদিতে ডুবে থাকে, তার ধাতু কমজোর হয়ে যায় অর্থাৎ মস্তিষ্কের ওজ-শক্তি ক্ষতির দিকে এগিয়ে যায় আর স্মরণশক্তিকে দুর্বল করে দেয়।

এই রোগে রোগী যা কিছু দেখে, ভাবে, পড়াশোনা করে, লেখে অর্থাৎ যাকিছু কাজ করে তা মনে রাখতে পারে না। যদি মনে আসেও তা অত্যন্ত অস্পষ্টভাবে।

অ্যাকুপ্রেশার চিকিৎসা দ্বারা পূর্বের স্মরণশক্তিকে ঠিক রাখার জন্য কয়েকটি সাধারণ উপায় গ্রহণ করা যায়। উপায়গুলি হলো—

- প্রতিদিন বাদামের ঠাণ্ডা শরবৎ খাওয়া উচিত। তাতে আমলা, শঙ্খপুষ্পী, ব্রাহ্মী ইত্যাদির চূর্ণ মিশিয়ে দিন।
- আমলার মোরব্বা সেবন করুন।
- পুষ্টিকর খাদ্য অর্থাৎ ঘি, দুধ অধিক পরিমাণে গ্রহণ করুন।
- মন থেকে চিন্তা, ক্রোধ, ভয়, শঙ্কা ইত্যাদি বের করে দিন।
- ভোরবেলা সবুজ ঘাসে হাঁটা-চলা করুন।
- দুধের সাথে শুদ্ধ মধু সেবন করুন।

অনিদ্রা রোগ :

বাস্তবে ঘুম না আসা কোনো রোগ নয়। কিন্তু যখন সময়মতো ঘুম না আসে বা সম্পূর্ণ ঘুম না হয়, তাহলে শরীরে বিভিন্ন প্রকারের রোগ উৎপন্ন হয়ে যায়। সাধারণত ঘুম না আসার মুখ্য কারণ—

অত্যধিক চিন্তা, শোকের আবহাওয়া, বায়ু, কিংবা পিত্তের বিকার, সর্দি, কাশি, শ্বাসকষ্ট, ক্ষয়রোগ, অত্যন্ত বেশী দাস্ত হওয়া, পেট ভারী হয়ে থাকা, মাথা যন্ত্রণা,

হেচকি, ঢেকুর ওঠা, বার বার পিপাসা পাওয়া ইত্যাদি। এছাড়া যারা শারীরিক পরিশ্রম করে না, তাদেরও নিদ্রাহীনতার রোগ দেখা দেয়।

নিদ্রাহীনতা অবস্থায় স্মৃতি শক্তি কমজোরী হয়ে যাওয়া, চোখের সামনে অন্ধকার নেমে আসা, কোনো কাজে মন না লাগা, শরীরে ব্যাথা হয়ে থাকা, চোখে ব্যাথা, বায়ু অর্থাৎ পিত্তের রোগ বেড়ে যায়।

চিকিৎসার কিছু সাধারণ উপায় :

- সকাল সন্ধ্যায় মাথাতে আমলার তেল দিয়ে মালিশ করতে হবে।
- শরীরে মালিশ, তিলপিষ্ট মাখা ইত্যাদির পর স্নান করতে হবে।
- নারকেল তেলের সাথে জল মিশিয়ে পায়ের তলায় মালিশ করে আস্তে আস্তে চাপ দিন।
- ভাল গান শুনুন, প্রিয় ফুলের গন্ধ নিন, পরিষ্কার আবহাওয়ায় বাস করুন, দুধ খান। সকালে বিকালে গরুর দুধ পান করুন।
- আহারে গমের আটার রুটি, ডালিয়া, ভাত, লাউ, মোনাক্কা, আখের রস, মুসাম্বির রস, বাদাম কিংবা মৌরীর ঠাণ্ডা শরবৎ নিয়মিত সেবন করুন।
- শঙ্খপুষ্পী এবং ব্রাহ্মী চূর্ণ মোষের দুধের সাথে খান।
- মাথায় এবং দুই কানের পাশে তেল মালিশ করুন।

মাংসপেশীর বাত :

এই রোগ মস্তিষ্কে বিকার উৎপন্ন হওয়ার কারণে হয়ে থাকে। এতে মস্তিষ্কের মাংশপেশী তার কাজ ধীরে ধীরে করতে থাকে। তারপর নিয়ন্ত্রণ নষ্ট হয়ে যায়। মাংসপেশীর স্থিতি-স্থাপকতা নষ্ট হয়ে যায়। এই রোগ বাচ্ছাদের খুব শীঘ্র হয়ে যায়। এই কারণে শিশুদের বিভিন্ন অঙ্গোর বৃদ্ধি নষ্ট হয়ে যায় কিংবা শরীর অত্যন্ত দুর্বল হয়ে পড়ে। অর্থাৎ বাচ্ছাদের স্মৃতিশক্তিও কমজোর হয়ে যায়। চোখের রোগ দেখা দেয় কিংবা কানেও কম শুনতে পারে।

পোলিও :

যে কোনো রোগই ভাইরাসের জন্য হয়ে থাকে। ভাইরাস 6 মাস থেকে 2 বছরের বাচ্ছাদের দ্রুত প্রভাবিত করে।

এই রোগে প্রথমে যে লক্ষণগুলি দেখা যায়, সেগুলি হল—

- মাথায় হালকা ব্যাথা, ধীরে ধীরে ব্যাথা বাড়ে।
- গলায় ব্যাথা এবং জ্বর আসা।
- পিঠ এবং মাংসপেশীতে অত্যন্ত যন্ত্রণা হওয়া।
- মাংসপেশী রসহীন হয়ে শুকিয়ে যেতে থাকে। যার ফলে চলাফেরা করতে অসুবিধা হয়।
- এতে একটা পা পাতলা হয়ে যায় এবং অন্য পা লম্বা হয়ে যায়। পায়ের শক্তি ক্ষীণ হতে থাকে আর চলতে কষ্ট হয়।
- কিছু রোগীর হাত দুর্বল হয়ে যায়। ধীরে ধীরে রোগ বাড়তে থাকে আর হাড় অর্থাৎ জোড়কে বিকৃত করে তোলে।

চিকিৎসা পদ্ধতি :

বাত, ভুল হওয়া, স্মৃতির দুর্বলতা, অনিদ্রা এবং পোলিও :

উপরোক্ত রোগগুলির চিকিৎসা অ্যাকুপ্রেশার পদ্ধতিতে করা সম্ভব। এরজন্য হাত-পায়ের আঙ্গুল, হাত পায়ের বুড়ো আঙ্গুল এবং ওপর-নীচের ভাগে প্রেশার বিন্দু আছে। সেই সমস্ত প্রেশার বিন্দুর উপর চাপ দিন। তারজন্য চিত্র : 71 দেখুন।

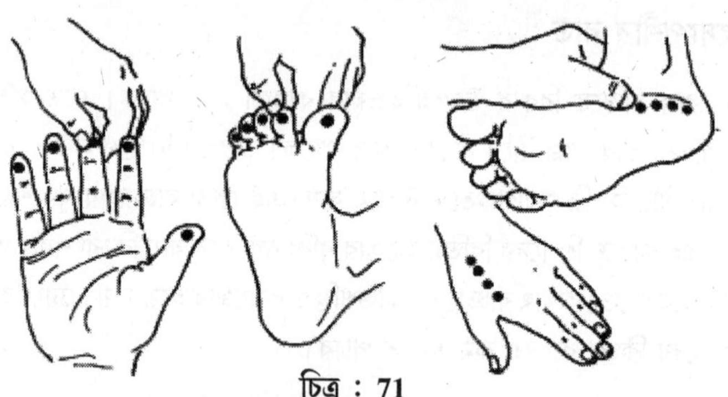

চিত্র : 71

চাপ দেওয়ার কার্য প্রতিদিন সকালে-সন্ধ্যায় নিয়মিত করুন। অ্যাকুপ্রেশার পদ্ধতির সাথে সাথে কিছু ওযুধও গ্রহণ করতে পারেন। যদি বাত প্রথমাবস্থায় ধরা পড়ে তাহলে অ্যাকুপ্রেশার বিধিতে তা কিছু দিনের মধ্যে ঠিক হয়ে যায়। এই রোগের

লক্ষণ দেখা দেওয়ার সাথে সাথেই চিকিৎসা শুরু করে দেওয়া উচিত। এতে শীঘ্র উপকার পাওয়া যায় এবং সময়ও বাঁচে। এতে রোগ খুব শীঘ্রই দূর হয়ে যায়।

বাতে সাবধানতা :

বাতে আক্রান্ত রোগীদের নিম্নলিখিত কথাগুলির প্রতি অবশ্যই লক্ষ্য রাখতে হবে।—

- বিড়ি, সিগারেট, মদ, ভাঙ্গা, ইত্যাদি সেবন করবেন না।
- বহুমূত্র এবং উচ্চ রক্তচাপ নিয়ন্ত্রিত রাখার জন্য ঔষধ সেবন করুন, তার সাথে অ্যাকুপ্রেশার চিকিৎসা বিধিও চালাতে থাকুন।
- পক্ষাঘাত কী কারণে হয়েছে, সেই ব্যাপারে বিশেষ লক্ষ্য রাখুন।

মস্তিষ্ক এবং স্নায়ু সংস্থান : প্রেশার ক্রিয়া—

মস্তিষ্ক এবং স্নায়ু সংস্থানের বহু রোগের ছায়াবিন্দু হাত, পা ও বাহুতে পাওয়া যায়। অতঃপর সব থেকে প্রথমে পায়ের তলায় প্রেশার দিন। এই প্রেশার বিন্দু গ্রন্থির সাথে জুড়ে থাকে এবং রোগ নিরসন করতে আমাদের সাহায্য করে।

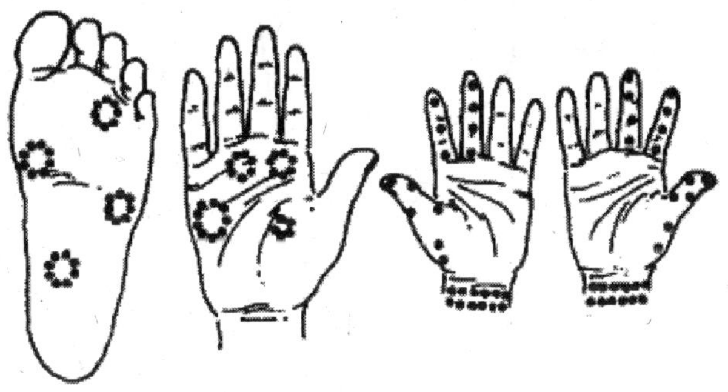

চিত্র : 72

মির্গী (Epibepsy) রোগ :

এই রোগকে সন্ন্যাস রোগও বলা হয়। এই রোগে হঠাৎ রোগীর স্মৃতি চলে যেতে থাকে আর সে অজ্ঞান হয়ে পড়ে।

কিছু চিকিৎসকরা বলেন, মস্তিষ্কের কোশিকাদের বিকৃতি, পাচন শক্তির গণ্ডগোল, মাথায় গভীর চোট, মেনিনজাইটিস, দীর্ঘকাল রোগাক্রান্ত থাকা, বেশী মদ্য পান

ইত্যাদি কারণে মির্গী রোগে আক্রান্ত হয়ে থাকে। এই আক্রমণ তখনই হয়, যখন মস্তিষ্কে বিষাক্ত দ্রব একত্রিত হয়। এই রোগ সাধারণত যুবকদের/যুবতীদের হয়ে থাকে।

মির্গী রোগের আক্রমণ যেকোনো সময়েই হতে পারে। অতএব রোগীকে জল, আগুন, গর্ত ইত্যাদি থেকে বাঁচিয়ে চলা উচিত। এই রোগে 12-15 দিনের মধ্যে আক্রমণ হতে পারে। এক মাস বা তিন মাস বাদেও তা হতে পারে।

চিকিৎসা পদ্ধতি :

মির্গী রোগের আক্রমণ রোধ করার জন্য নাকের নীচে, ওপরে ঠোঁটে, হাত এবং পায়ের বিন্দুর উপর যেমন নীচের চিত্রতে দেখানো হয়েছে, সেইভাবে প্রেশার দেওয়া উচিত। নাকের নীচে প্রেশর দেওয়ার ফলে রোগী শীঘ্রই জ্ঞান ফিরে পায়।

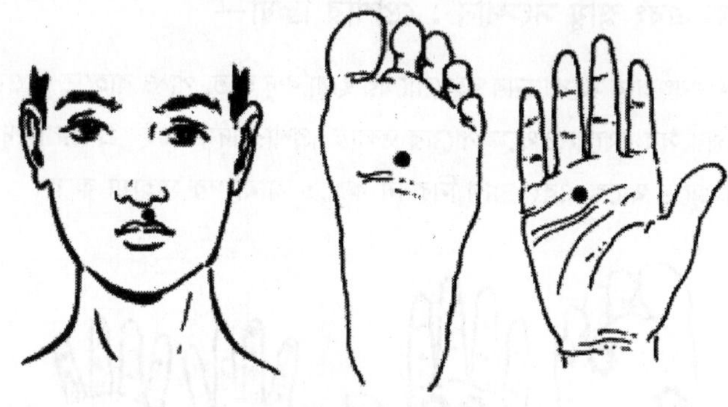

চিত্র : 73

সাবধানতা :

মির্গী রোগীদের নিম্নলিখিত ব্যাপারে লক্ষ্য রাখতে হবে—

- জল, আগুন, গর্ত, দীর্ঘ যাত্রা, ক্লান্তি, রাত জাগা, বেশী গরম খাবার ইত্যাদি।
- সিদ্ধ বা কাঁচা সবজি, মরসুমী ফল, দুধ, মাখন, রসুন ইত্যাদি রোগীর খাদ্যের তালিকায় রাখা উচিত।
- খাবার জলে কয়েকটি তুলসীপাতা দিয়ে গরম করে নিতে হবে। তারপর ঠাণ্ডা করে পান করতে হবে।
- রোগীকে সর্বদা আনন্দিত থাকতে হবে। কারণ—অকারণ কথাবার্তা তার মস্তিষ্কের উপর জোর না দিতে পারে।

10	মুখ এবং কণ্ঠের রোগ

মুখ এবং গলার অনেক রোগ আছে, কিন্তু বেশীরভাগ রোগই নিম্নলিখিতরূপে হয়ে থাকে।

টন্‌সিল :

মুখে, গলার ভিতর যেখান থেকে খাদ্যনালী আর শ্বাসনালী নীচে থেকে উপরের দিকে আসে, সেখানে দু'দিকে দুটো গাঁট থাকে, তাকেই টন্‌সিল বলা হয়। এটা শরীরকে সুস্থ্য রাখতে অত্যন্ত গুরুত্বপূর্ণ ভূমিকা পালন করে। যখন টন্‌সিল রোগের জীবাণুর আবহাওয়ায় আসে, সেই সময় শ্বাস নিলে তা মুখের ভিতর চলে যায়। কিন্তু টন্‌সিল থেকে একপ্রকার রস বের হয়, যা জীবাণুকে মেরে দেয়। এতে ব্যক্তি রোগের হাত থেকে মুক্তি পায়। এছাড়া টন্‌সিল শ্বেত-কণিকা তৈরীতেও সাহায্য করে। এই কণা মানুষকে জীবিত রাখার জন্য অত্যাবশ্যক। এই দিক থেকে টন্‌সিল রোগকে নষ্ট করতেও কাজে লাগে।

টন্‌সিল হওয়ার কারণ :

এই রোগ সাধারণত শিশু এবং কিশোর-কিশোরীদের বেশী হয়ে থাকে। এটা একটা সাধারণ রোগ। কিন্তু যখন টন্‌সিল পেকে যায়, তখন বাচ্ছারা অত্যন্ত কষ্ট পায়। এই রোগ সাধারণত ঠাণ্ডা লাগা, নষ্ট দুধ পান করা, ধুলোকণা মুখে যাওয়া, কোনো বিশেষ প্রকারের সংক্রমণ, বসন্ত রোগ ইত্যাদির কারণে হয়ে থাকে।

টন্‌সিলের কারণে কখনো কখনো শ্বাসকষ্টও হতে থাকে। আর শ্বেত-রক্ত কণিকা পূর্ণ মাত্রায় তৈরী হতে পারে না। সেইজন্য টন্‌সিলের ব্যাথা শুরু হওয়ার সাথে সাথেই চিকিৎসা শুরু করে দেওয়া উচিত।

গলা ব্যাথা :

গলার ব্যাথা অনেক কারণেই হতে পারে। যেমন—আজে-বাজে, বাসী বা ঠাণ্ডা খাবার খাওয়ার কারণে গলাতে ঘা হয়, গলার নলিতে ব্যাথা, গলার গিল্টী বেরিয়ে আসা ইত্যাদি।

এডোনাইড (Adenoids)-এর যন্ত্রণা :

এটাও টন্‌সিলের মতো এক রোগ। এতে নাক-ঝিল্লী বা শ্বাস-ঝিল্লীতে সংযুক্ত মাংসতে যন্ত্রণা শুরু হয়। কখনো কখনো যন্ত্রণার কারণে মাংসের এই অংশ সামনের দিকে বেড়ে যায়। এই অবস্থায় অত্যন্ত ব্যাথা হয়। এই রোগ প্রায়শই বাচ্ছাদের হয়ে থাকে। শীতকালে, বাচ্ছাদের খুব শীঘ্র ঠাণ্ডা লেগে যায়। অতএব সর্দি-কাশি, বা নাকের ব্যাথা হয়ে যায়। এই অবস্থায় এডোনাইডও বেড়ে যায়। এটা বেড়ে যাওয়ার ফলে কানে এবং গলার অংশে কষ্ট শুরু হয়। কখনো কখনো শুনতেও পাওয়া যায় না।

কণ্ঠমালা বা গলগণ্ড (Goitre)

গলাতে গুলি তৈরী হয়ে যাওয়াকে কণ্ঠমালা বলা হয়। গলার কণ্ঠের পাশে গ্রন্থিরা যখন গলগ্রন্থির রূপে দেখা দেয়, তখন তার অনেক উপদ্রবও দেখা যায়। এমনিতে সাধারণত রক্তের এক জায়গায় জমাট বেঁধে যাওয়ার ফলে বা মাংসের একস্থানে শুকিয়ে যাওয়ার কারণে গুঁটির মতো হয়ে যায়। এটা ধীরে ধীরে বড়ো হতে থাকে। কখনো কখনো লসীকা গ্রন্থিতে ব্যাথা হওয়ার ফলেও এই অবস্থার সৃষ্টি হয়। আসলে এটা টি. বি.-র গাঁট নয়। অতএব এর চিকিৎসা অ্যাকুপ্রেশার দ্বারা করালে অত্যন্ত উপকার হয়। গলা-ফোলাও এই ধরণের রোগ। এই রোগ আয়োডিনের অভাবে হয়ে থাকে। এর প্রভাব থাইরয়েড গ্রন্থিতে অত্যধিক পড়ে।

চিকিৎসা পদ্ধতি :

উপরোক্ত সমস্ত রোগের জন্য অ্যাকুপ্রেশার চিকিৎসা খুব লাভজনক প্রমাণিত হয়েছে। এরজন্য পায়ের এবং হাতের ছায়া বিন্দুতে চাপ দিতে হবে। সবার আগে ডান

পায়ের বৃদ্ধাঙ্গুষ্ঠের পাশের তালুতে চাপ দিন। দ্বিতীয় চাপ ডান হাতের তালুতে বৃদ্ধাঙ্গুষ্ঠের নীচের স্থানে ধীরে ধীরে দিন। এইভাবে দুই পায়ে এবং দুই হাতে চাপ দিন। তারপর হাত এবং পায়ের উপরিভাগে চাপ দিন। এরজন্য নিম্নে দেওয়া চিত্র : 74 দেখুন।

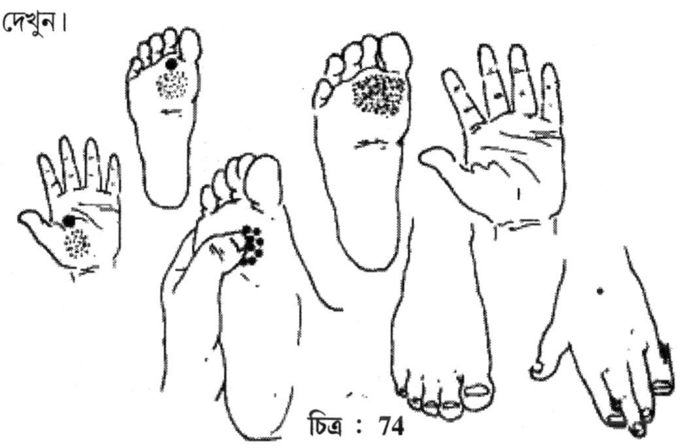

চিত্র : 74

দাঁত ব্যাথা, মাড়ির পেকে যাওয়া এবং মুখের ছাল ওঠা :

দাঁত এবং মাড়ির ব্যাথাতে মানুষ অত্যন্ত বিভ্রান্ত হয়ে পড়ে। কাজে মন বসে না, কখনো কখনো মাথায় ভয়ানক যন্ত্রণা করে। এরজন্য চিত্র : 75 অনুসারে হাত-পায়ে আস্তে আস্তে চাপ দিতে হবে।

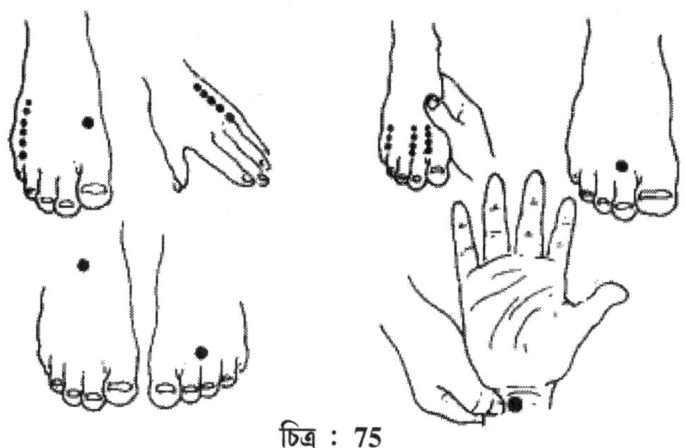

চিত্র : 75

যদি মুখে সবসময় ছাল উঠতে থাকে তবে ওপরের চিত্র অনুসারে আস্তে আস্তে চাপ দিন।

11	হৃদয়ের রোগ এবং রক্ত সঞ্চারের ব্যাধি

হৃদয়ের কার্যপ্রণালি :

হৃদয়ের রোগ সম্বন্ধে জানার আগে তার কার্যপ্রণালী সম্বন্ধে জানা অত্যন্ত জরুরী। হৃদয় অত্যন্ত কোমল মাংসপেশীর দ্বারা নির্মিত। এর রং লাল। এর চারটি ভাগ থাকে। দুটি ফুসফুসের মাঝে দু'ভাগে এবং শেষ দুটি পাঁজরের মাঝে থাকে।

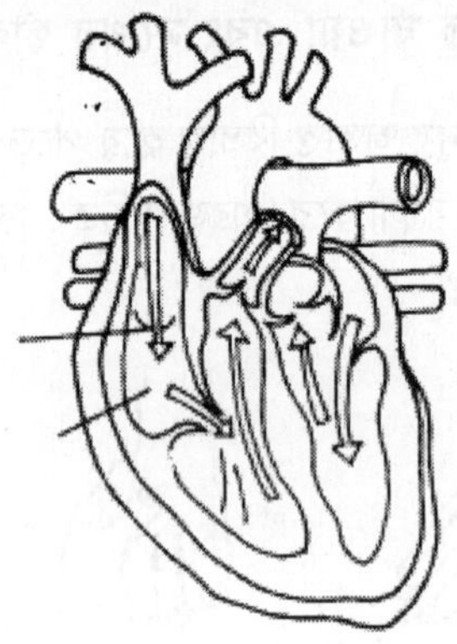

চিত্র : 76

বৈজ্ঞানিকরা এর আকার বন্ধ মুষ্ঠির মতো বর্ণনা করেছেন। এটা সাধারণত 5 ইঞ্চি লম্বা ও 3 ইঞ্চি চওড়া এবং আড়াই ইঞ্চি মোটা হয়ে থাকে। স্ত্রীলোকেদের হৃদয় কিছুটা ছোটো হয়। এর প্রকৃতি এর ভিতরটা খালি করে গড়েছে। এটা আমাদের ছাতির অস্থির মাঝে সুরক্ষিত থাকে অর্থাৎ প্রকৃতি এটা পাঁজরের আড়ালে রেখেছে। মানুষ হৃদয়ের শক্তির দ্বারাই বেঁচে থাকে। হৃদয় পাম্প করে রক্তকে নিজের বাহিকা

দ্বারা সারা শরীরে পৌঁছায়। এই কার্য দিন-রাত অর্থাৎ সর্বদা হতে থাকে। শরীর থেকে এটা কার্বন-ডাই-অক্সাইড বাইরে বের করে শুদ্ধ বায়ু মিশ্রিত রক্ত শরীরের প্রত্যেক অঙ্গে পৌঁছে দেয়। হৃদয়ের এই অমূল্য কার্যকলাপই মানুষকে জীবিত রাখে। যখন হৃদয় তার কাজ করা বন্ধ করে দেয় তখন মানুষের মৃত্যু হয়ে যায়।

হৃদয়ের রোগ :

যখন হৃদয়ে কোনো বিকার উৎপন্ন হয় এবং রক্ত সঞ্চারণে ঘাটতি দেখা দেয় তখন হৃদয়ের রোগ হয়ে যায়। আজকাল চিকিৎসা পদ্ধতি অত্যন্ত উন্নত। অতএব ডাক্তার হৃদয়ের রোগ সহজেই চিহ্নিত করতে পারেন। কিছু এমন রোগ যা হৃদয়ের ভিতরের গঠনে বিকার উৎপন্ন হওয়ার ফলে হয়ে থাকে। এছাড়া কতকগুলি রোগ আছে যা হৃদয়ের সঠিকভাবে কাজ না করার ফলে হয়ে থাকে। এই দুই রোগকে আমরা আন্তরিক বিকার জন্য রোগ এবং কার্য প্রণালীর রোগ বলতে পারি।

যদি হৃদয়ের রোগ গুরুতর না হয়, তাহলে অ্যাকুপ্রেশারের চিকিৎসাতে ঠিক হয়ে যায়। কিন্তু যদি কোন রোগ গুরুতর হয় তবে তারজন্য ডাক্তারের সাহায্য নেওয়া উচিত।

হৃদয়ের রোগ নিম্ন প্রকারের—

1. উচ্চ রক্তচাপ (High Blood Pressure)

2. নিম্ন রক্তচাপ (Low Blood Pressure)

3. সামান্য হৃদয় শূল (Angina Pectoris)

4. হৃদ-আক্রান্ত (Heart Attack)

উচ্চ রক্তচাপ (High Blood Pressure)

এই রোগ যেকোনো সময় যেকোনো স্ত্রী-পুরুষের হতে পারে। এটা শরীরে অধিক চর্বি হওয়া, ভয়, অত্যধিক চিন্তা, মানসিক অবসাদ, শারীরিক বিকার ইত্যাদি কারণে হয়ে থাকে। আমাদের স্বাভাবিক রক্তচাপ 120/80 মনে করা হয়। উচ্চ রক্তচাপ

রোগে কনুই-এর বাইরের অংশের ত্বকে প্রেশার বিন্দু থাকে। অতঃপর তার ওপর চাপ দিন। এই পয়েন্ট অত্যন্ত লাভদায়ক এবং কনুই মোড়ার পর সেটা বোঝা যায়। চিত্র : 77 অনুসারে এই পয়েন্টের উপর চাপ দিন।

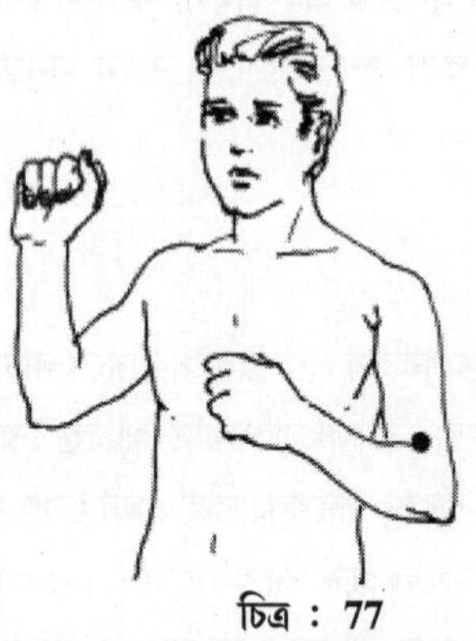

চিত্র : 77

উচ্চ-রক্তচাপ যখন অত্যন্ত বেড়ে যায় তখন রোগীর উদ্বিগ্নতা অত্যন্ত বেড়ে যায়। তারজন্য চিত্র : 78 অনুসারে দুই চোখের উপরে ভ্রূর নীচে চাপ দিন।

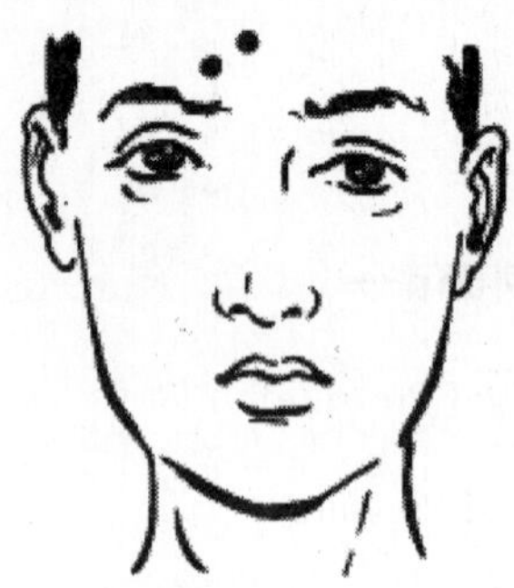

চিত্র : 78

এই পয়েন্ট নাকের মূল অংশের পাশে থাকে। এই বিন্দু এতটা কার্যকরী যে চাপ দেওয়ার কিছুক্ষণের মধ্যেই বোঝা যায়। এতে মাথা যন্ত্রণা বা আধ-কপালীর ব্যাথাও চলে যায়। তারপর মাথার মাঝখানে একটি প্রেসার পয়েন্ট আছে। এটাতে চাপ দিলে পেটের রোগ, পাচন-ক্রিয়ার রোগ, পিত্তাশয়ের দুর্বলতা ইত্যাদি রোগও দুর হয়ে যায়।

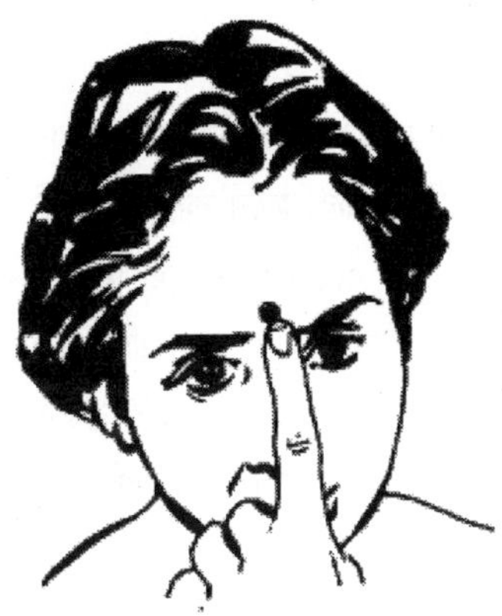

চিত্র : 79

পায়ের হাঁটুর কিছু নীচের দিকে অর্থাৎ চার আঙ্গুল নীচে হাড়ের ওপর মাংসের উপর একটা বিন্দু থাকে। এর উপর তিন সেকেন্ড পর্যন্ত চাপ দিন। এই চাপ সকাল-বিকালে দিতে হবে। চাপ গভীরভাবে না দিয়ে হালকাভাবে দিতে হবে।

উচ্চ-রক্তচাপে বাস্তবিক প্রেশার বিন্দু

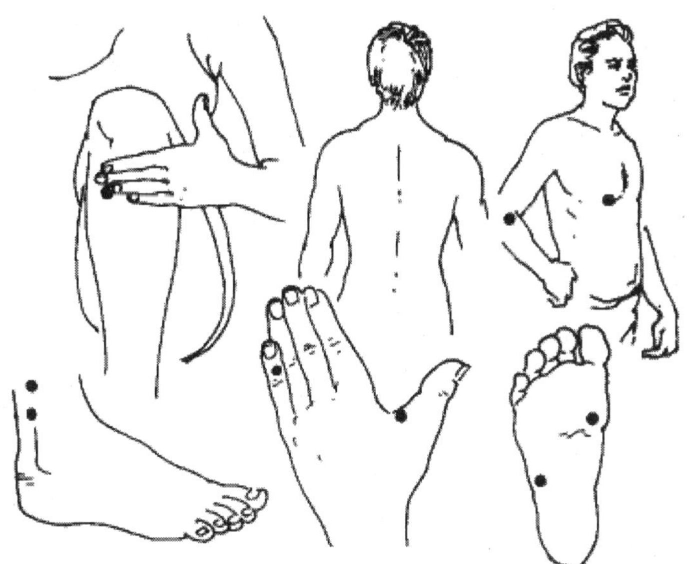

চিত্র : 80

সাবধানতা :

যদি কখনো উচ্চ-রক্তচাপ হয়ে যায় আর তা নিয়ন্ত্রণে না থাকে, তবে শীঘ্র চিকিৎসকের পরামর্শ নেওয়া উচিত। চিকিৎসকরা মনে করেন প্রোটীনযুক্ত খাদ্য গ্রহণ করলে উচ্চ-রক্তচাপ কম হতে থাকে। অতএব দুধ, মাখন, ডিম, দই, গাজর, টমাটো, পালং, কলা, খরমুজ, মুসাম্বি, কাঁচা ফল ইত্যাদি গ্রহণ করলে উপকার হয়। মেথীর দানা জলে ভিজিয়ে সেই জল পান করলে হাই-ব্লাডপ্রেশারের রোগে অত্যন্ত উপকার হয়। মেথীর শাকও উচ্চ-রক্তচাপের রোগীর পক্ষে উপকারী।

সাধারণত দেখা যায় উচ্চ-রক্তচাপের রোগীরা গরমের সময় অত্যন্ত কষ্ট পায়। যদি শরীরে কোনো কারণে ঘাম কম বের হয়, কোনো কারণে বমি বা পেট খারাপ হয়ে যায় তাহলে উচ্চ-রক্তচাপ বেড়ে যায়। এইরকম অবস্থায় ঘুমানো উচিত, কারণ ঘুমের ফলে রক্তচাপ কমে যায়।

নিম্ন রক্তচাপ (Low Blood Pressure)

নিম্ন-রক্তচাপের কিছু বিশেষ কারণ থাকে। যেমন—

বার বার অসুস্থ হয়ে পড়া, পুষ্টিকর খাদ্যের অভাব, হার্টের কোনো রোগ, হাঁপানি, পুরোনো কাশি ইত্যাদি কারণে প্রায়শঃই নিম্ন-রক্তচাপ হতে দেখা যায়।

নিম্ন-রক্তচাপ সেই সময় বাড়ে যখন মানুষ বিছানা থেকে উঠে চলাফেরা করতে শুরু করে। এই রোগ বেশীর ভাগ সেইসব স্ত্রী-পুরুষদেরই হয়ে থাকে যারা রোগা-পাতলা এবং কমজোরী হয়। শারীরিক দিক থেকে কমজোরী স্ত্রী-পুরুষদের রক্তের শক্তি ক্ষীণ হয়ে যায়। তখন তাদের চোখের সামনে অন্ধকার নেমে আসে।

শারীরিক দিক থেকে কমজোরী লোকেদের পাচনশক্তিও দুর্বল হয়ে থাকে। তাদের খিদেও কম লাগে। যারা খাদ্যে প্রোটীন কম পরিমাণে গ্রহণ করে, তাদের কোষ্ঠ্যকাঠিণ্য এবং রক্তের ঘাটতি দেখা যায়। এধরণের লোকেদের রক্ত-চাপ প্রায়ই নিম্ন থাকে।

চিকিৎসা পদ্ধতি :

নিম্ন-রক্তচাপের প্রেশার বিন্দু মস্তকের উপর, ঘাড়ের পিছনে মাথার হাড়ের শেষ বিন্দুর এবং ডান হাতের কাঁধের উপর থাকে।

এই বিন্দুতে ক্রমশ চিত্র : 81-এর অনুসারে চাপ দিন।

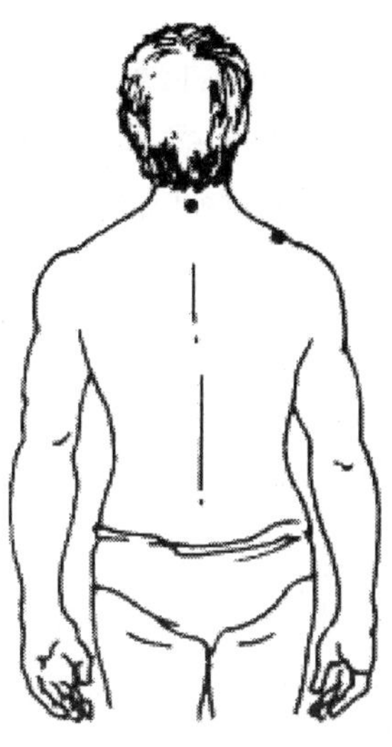

চিত্র : 81

সামান্য হৃদয় শূল (Angina Pectpris)

সামান্য হৃদয়-শূল প্রায়শঃই আধাবয়সী কিংবা তার উপরের বয়সী ব্যক্তিদের হয়ে থাকে। যারা রক্তচাপে আক্রান্ত হয়ে থাকে, তাদের এই ব্যাধি হয়ে থাকে। তার আসল কারণ এটাই যে মাংসপেশীর ধমনী সংকুচিত হয়ে যায়, তখন হার্টে উপযুক্ত মাত্রাতে বিশুদ্ধ বায়ু (অক্সিজেন) পৌঁছায় না। এই অবস্থায় হৃদয়কে নিজের কাজ করতে বেশী পরিশ্রম করতে হয়। সেই শক্তি যখন শরীরে থাকে না তখন মানুষ অসুস্থ হয়ে পড়ে। যারা সিগারেট, মদ, তামাক বা গুটখা বেশী সেবন করে, তাদের এই রোগ শীঘ্রই আক্রমণ করে। আস্তে আস্তে এই রোগ গভীর রূপ ধারণ করে। আর অবশেষে মারণাত্মক হয়ে ওঠে। অতএব এর চিকিৎসা শুরুতেই করা অত্যাবশ্যক।

এই রোগে বুকের ছাতিতে বাঁদিকে অত্যন্ত ব্যাথা হয়। তারপর আস্তে আস্তে ব্যাথা বাঁ হাতে ছড়িয়ে পড়ে। ফলে আঙ্গুলে ঝন্ঝন্ করতে থাকে বা অবশ হয়ে যায়। এই রোগের সময়মত চিকিৎসা করানো উচিত। তা না হলে ব্যাথা বেড়ে হৃদ-আক্রান্ত হতে পারে। কখনো কখনো কিছু রোগীদের অনেকক্ষণ পর্যন্ত ব্যাথা হতেও দেখা যায়।

চিকিৎসা পদ্ধতি :

সামান্য-হৃদ আক্রান্ত থেকে মুক্তি পাওয়ার জন্য পায়ের তলাতে এবং বাঁ হাতের তালুতে প্রেশার বিন্দু থাকে। সেজন্য এই দুই কেন্দ্রের উপর 2-3 সেকেন্ড পর্যন্ত দিনে তিন বার চাপ দিতে হবে। তারপর গভীরভাবে দিতে হবে।

তারপর পায়ের তলায় বৃদ্ধাঙ্গুষ্ঠ-র পাশে এবং হাতের মাঝে মাঝে প্রেশার দিতে হবে। প্রেশার দেওয়ার সময় কিছুটা গভীরভাবে হাত দুই পায়ের তালুতে এবং হাতের তালুর উপর ঘোরাতে হবে। যেখানে কিছু ব্যাথা আছে, সেখানে প্রেশার অতি অবশ্যই দিতে হবে। তারজন্য চিত্র 82 এবং 83 দেখুন।

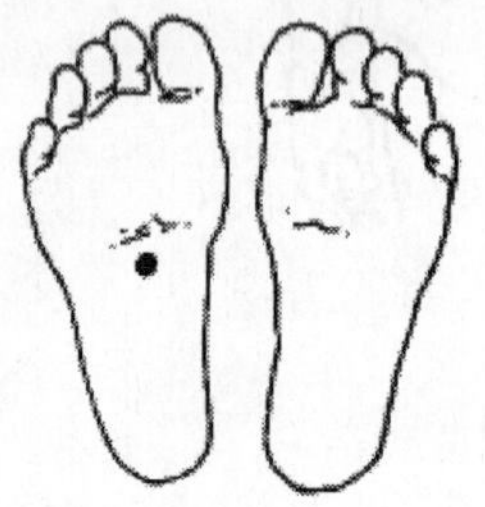

চিত্র : 82

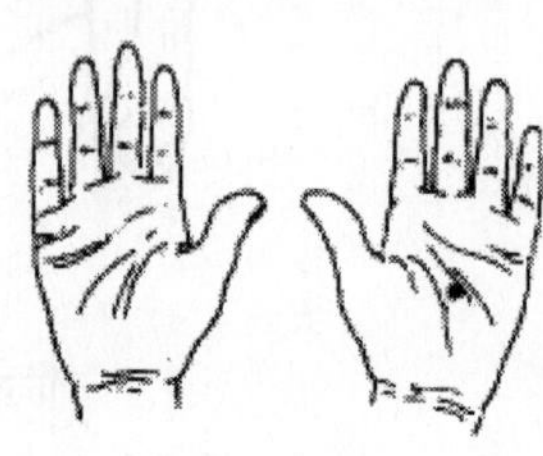

চিত্র : 83

হৃদ-আক্রান্ত (Heart Attack)

হৃদ-আক্রান্তের কারণ হৃদয়ের গতিতে বাধা সৃষ্টি হওয়া। আক্রান্তের পর হৃদয়ের ভিতর অত্যন্ত যন্ত্রণা হতে থাকে। এই রোগ শক্তির অতিরিক্ত পরিশ্রম, বেশী চিন্তা, শোক, ভয় ইত্যাদির কারণে হয়ে থাকে। যারা পুষ্টিকর খাদ্য পায় না, তাদের শরীরে দুর্বলতা সর্বদা থাকে। এই ধরণের স্ত্রী-পুরুষদের হৃদ-আক্রান্ত হয়ে তাকে। অতিরিক্ত মোটা ব্যক্তিদের এই রোগ আক্রমণ করে থাকে।

চিকিৎসা পদ্ধতি :

যদি ধরা পড়ে থাকে যে রোগীর হৃদ-আক্রান্ত হয়েছে, তাহলে বাঁদিকের হৃদয়ে আস্তে আস্তে চাপ দিয়ে আস্তে আস্তে ছাড়তে হবে। ছাতির উপর আস্তে আস্তে মালিশ (শুকনো) করতে হবে। রোগীকে বলতে হবে সে যেন জোরে জোরে কাশতে থাকে। জোরে কাশলে হৃদয়ের ফুসফুসে শক্তি সঞ্চার হয় আর রোগী আরাম পায়।

বাঁ হাতের বিন্দু এবং বাঁ পায়ের প্রেশার বিন্দুর ওপর ধীরে ধীরে চাপ দিতে হবে। এর জন্য চিত্র : 84 দেখুন।

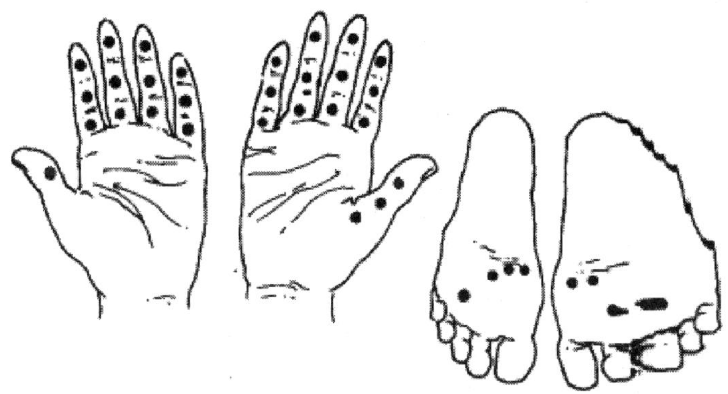

চিত্র : 84

12	অস্থির জোড় আর মাংসপেশীর রোগ

হাঁটুর ব্যাথা :

হাঁটুর ব্যাথা জয়েন্টের ব্যাথারই একটা রূপ। এটা বিশেষ করে 50 বছর বয়সীদের হয়ে থাকে। এই রোগ শরীরে বায়ু বৃদ্ধি করার মতো খাদ্য গ্রহণের ফলে হয়ে থাকে। এরজন্য বেশী দুধ, চা, কফি, ঠাণ্ডা ফল, ঠাণ্ডা সবজি, মাছ, মাংস, একে অপরের বিরোধী আহার গ্রহণ করা উচিত নয়। যারা খিদে না পেলেও খাদ্য গ্রহণ করে তাদেরও হাঁটুর এবং জয়েন্টের ব্যাথা হয়ে যায়। অত্যধিক অলসতা, বেশী পরিশ্রম, জলে সাঁতার কাটা ইত্যাদি বায়ুর প্রকৃতিকে বিরুদ্ধ প্রকোপে ভর্তি করে দেয়। যে কারণে শরীরে বায়ুর প্রভাব বেড়ে যায় আর ব্যক্তিরা অসুস্থ হয়ে পড়ে। আর তাদের প্রতিটি জয়েন্ট ব্যাথা হতে থাকে।

চিকিৎসা পদ্ধতি :

শরীরে বিভিন্ন জোড়ের এবং হাঁটুর ব্যাথাতে অ্যাকুপ্রেশার চিকিৎসা অত্যন্ত ফলপ্রসু। এর জন্য শরীরে উপস্থিত সমস্ত ছায়া বিন্দুর উপর প্রেশার দেওয়া উচিত। মলনালী, গ্রন্থি এবং পাচন সংক্রান্ত অঙ্গের উপর চাপ সৃষ্টি করলে আশাতীত ফল লাভ হয়। আজকাল হাঁটুর ব্যাথার জন্য লোকেরা ব্যাথা নিবারক ঔষধ খেয়ে ব্যাথা দূর করার চেষ্টা করে। কিন্তু বাস্তবিকভাবে কিছুক্ষণের জন্য সেই ব্যাথার উপশম হয়। অতএব ট্যাবলেট বা ইঞ্জেকশানের দ্বারা হাঁটুর ব্যাথার চিকিৎসা স্থায়ী হয়না।

অ্যাকুপ্রেশার চিকিৎসা নিম্ন উপায়ে করুন—

- পায়ে অ্যাঙ্কেলের (Ancle) এর নীচে চার দিকে প্রেশার দিন। তারজন্য চিত্র : 85 কে লক্ষ্য করুন এবং সেই অনুসারে চাপ দিন।

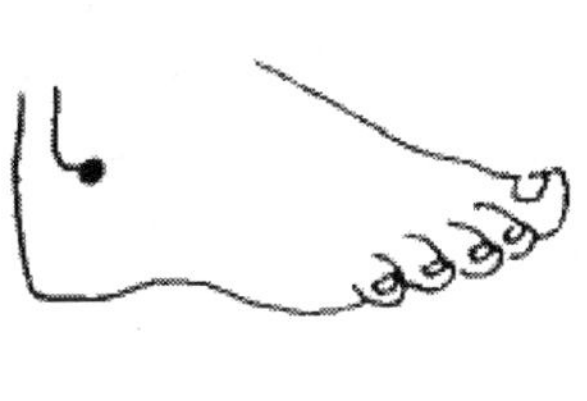

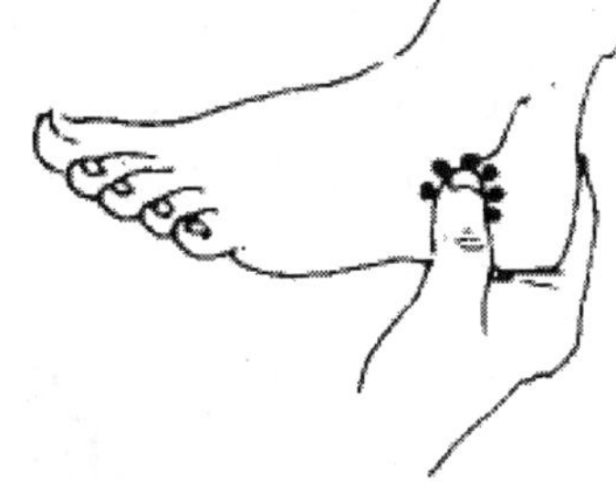

চিত্র : 85

- পায়ের সমস্ত আঙ্গুলকে আস্তে আস্তে চাপ দিন এবং নিচ থেকে উপরের দিকে হাত ঘোরান।
- দুই হাতের কব্জির উপর প্রথমে আস্তে আস্তে মালিশ করুন। তারপর প্রেশার দিন। প্রেশার বুড়ো আঙ্গুল দিয়ে দিতে হবে।
- দুই পা এবং হাতে হাঁটু ব্যাথার কেন্দ্র মনে করা হয়। এজন্য এই কেন্দ্রে ক্রমশ চাপ দিতে হবে। চিত্র : 86 দেখুন।

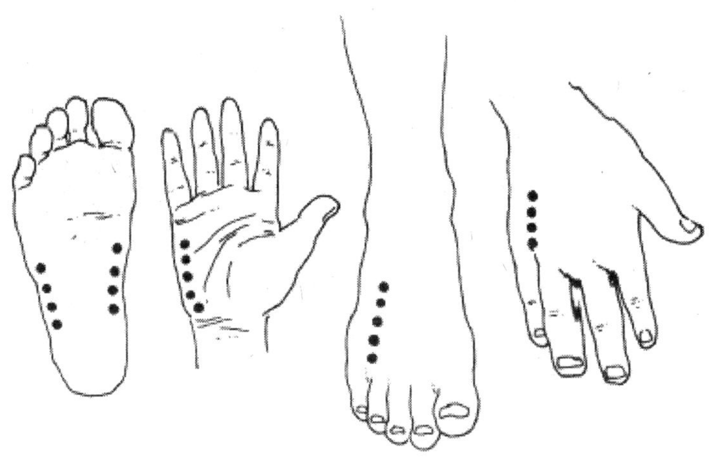

চিত্র : 86

- হাঁটুর ব্যাথার ছায়া বিন্দু গলার দু'দিকেও থাকে। অতএব গলার (কণ্ঠনালীর কাছে) হাড়ের দু'দিকে বৃদ্ধাঙ্গুষ্ঠ দিয়ে আস্তে আস্তে মালিশ করুন, তারপর চাপ দিন। যদি কিছুক্ষণের জন্য হালকা ব্যাথা হয়, তাহলে তাকে সহ্য করতে হবে। এই দুই কেন্দ্র মানসিক রোগ বা যে কোনো প্রকার অবসাদকে দুর করতে সাহায্য করে। তারপর চিত্র : 87 দেখুন।

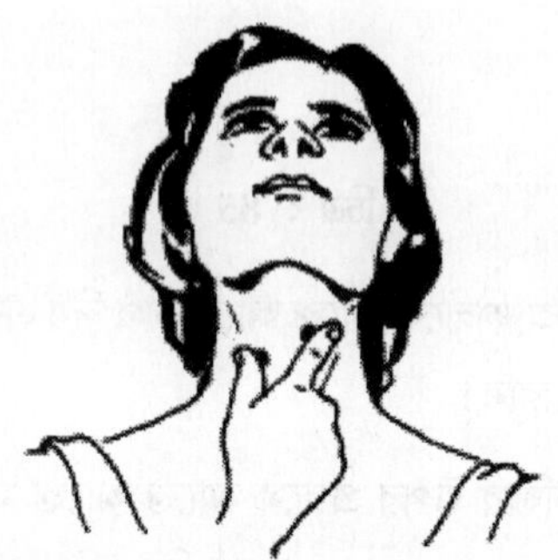

চিত্র : 87

- হাঁটুর জড়তা, ব্যাথা, আটকে যাওয়া ইত্যাদির জন্য প্রেশার বিন্দু মেরুদণ্ডের হাড়ের দু'দিকে এবং নিতম্বের পাশেও থাকে। এটাকে অত্যন্ত গুরুত্বপূর্ণ ছায়া বিন্দু মনে করা হয়। অতএব এর ওপর 2-3 সেকেন্ড পর্যন্ত প্রথমে আস্তে, তারপর গভীরভাবে চাপ দিতে হবে। তারজন্য চিত্র : 88 দেখুন।

- হাঁটুর অসহ্য যন্ত্রণার জন্য হাঁটুর পিছনে গর্তের মাঝে, চাপ দিতে অত্যন্ত আরাম পাওয়া যায়। আট-দশ দিন পর্যন্ত গভীরভাবে চাপ দিন। তারপর প্রেশার হালকা করুন। প্রেশার বৃদ্ধাঙ্গুষ্ঠ এবং আঙ্গুলের দ্বারা দিন। তারজন্য চিত্র : 89 দেখুন।

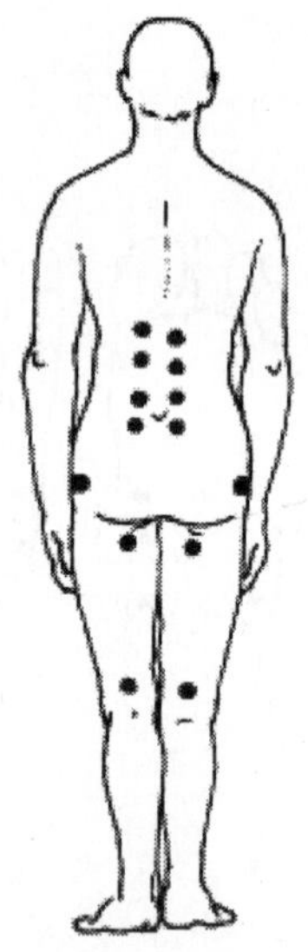

চিত্র : 88

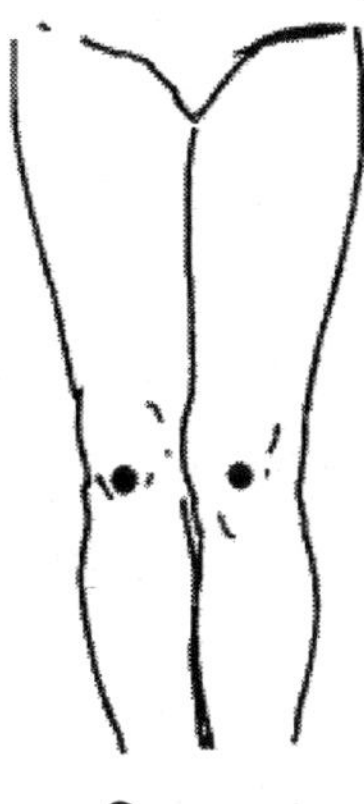

চিত্র : 89

সহায়ক চিকিৎসা :

অ্যাকুপ্রেশার চিকিৎসার সঙ্গে সঙ্গে যদি কিছু ঘরোয়া চিকিৎসাও করা যায় তবে তা অত্যন্ত লাভদায়ক হয়ে থাকে। আর রোগও তাড়াতাড়ি ঠিক হয়ে যায়। এরজন্য নিম্নলিখিত ক্রিয়াগুলি করুন।

- হাঁটুতে সকাল-বিকালে গরমজল নুন দিয়ে সেঁক দিন।
- আলু সেদ্ধ করা জল দিয়ে হাঁটুতে সেঁক দিলেও উপকার পাওয়া যায়।

শারীরিক ব্যায়াম :

হাঁটুর ব্যাথার রোগীদের নিম্নলিখিত ব্যায়ামগুলির উপর অতি অবশ্যই লক্ষ্য রাখতে হবে।—

- অত্যধিক গরম বা অত্যধিক ঠাণ্ডা খাদ্য গ্রহণ করা উচিত নয়। গরম জিনিসের মধ্যে—চা, কফি, মদ, ভাঙ্গা, গাঁজা ইত্যাদি আছে। ঠাণ্ডা জিনিসের মধ্যে আইসক্রীম, ফ্রিজের জল, বরফ এবং বরফের জল, কৌটোয় রিজার্ভ করা খাদ্য, পরোটা, ভাত, চিনি, খোয়া এবং বেসন আর ময়দার মিষ্টি ইত্যাদি।
- পেটে বায়ু বৃদ্ধি করার জিনিস বা দেরীতে হজম হওয়ার মতো বস্তুর সেবন করা উচিত নয়।

- তাজা ফল এবং তাজা সবজী খাওয়া অত্যন্ত উপকারী। এমন জিনিস খাদ্যে গ্রহণ করবেন যাতে প্রতিটিতে ভিটামিন পাওয়া যায়। চিকিৎসকদের মতে যদি পৌষ্টিক খাদ্য গ্রহণ করতে না পারা যায় তবে হাঁটুর ব্যাথার রোগীদের প্রতিদিন ভিটামিন 'সি'-র তিনটে ট্যাবলেট রাতে খাওয়ার পর গ্রহণ করা উচিত। এটা কিছুটা ব্যাথার মাত্রা কম করে দেয়। যদি ব্যাথা বেশী মনে হয় তবে তিনটের জায়গায় চারটে ট্যাবলেট খাওয়া উচিত। মাঝে মাঝে বাদ দিয়ে আবার শুরু করা যায়।

গাঁটের রোগ :

গাঁটের রোগ সাধারণত 50 বছরের উর্দ্ধে স্ত্রী-পুরুষদের হয়ে থাকে। এই রোগ সাধারণত সেইসব লোকেদের হয়ে থাকে যারা অত্যধিক ঠাণ্ডাতে কাজ করে। বাস্তবে এটা অত্যন্ত কষ্টকর রোগ। অনেক সময় ছোট বাচ্ছাদেরও এই রোগ হতে দেখা যায়। এই রোগের শুরুতে খেতে ইচ্ছা থাকে না। রোগীদের অত্যন্ত পিপাসা থাকে।

জোড় (Joint)-এর রোগ :

1. রুমেটাইড আর্থারাইটস
2. হাড়ের জোড়ের যন্ত্রণা
3. এ্যাঙ্কোলেসিং স্পন্ডিলাইটিস
4. শিরার ব্যাথা
5. রিউমেটিক ফিবার
6. কিশোরীদের আর্থারাইটিস

উপরোক্ত সমস্ত রোগেই হাড়ে ব্যাথা হয়। অতএব এই সমস্ত রোগই গাঁটের রোগের মতই মনে করা হয়। এর বিশদ বিবরণ এইপ্রকার—

রিউমেটিক আর্থারাইটস :

এটা একটা এমন রোগ যাকে প্রথমে বুঝতে পারা যায় না আর হঠাৎই তীব্র যন্ত্রণা শুরু হয়। এতে প্রায় সমস্ত জয়েন্টেই ব্যাথা শুরু হয় আর ধীরে ধীরে শরীরে দুর্বলতা আসতে থাকে। কখনো কখনো রোগী অসহায় হয়ে পড়ে। এই রোগ স্ত্রী-লোকেদের বেশী দেখা যায়, কিন্তু 40 বছরের বয়সের পরই হয়ে থাকে।

চিকিৎসকরা বলেন এই রোগ সেই সকল স্ত্রী-পুরুষদের বেশী হয় যারা ঠাণ্ডা স্থানে থাকে কিংবা ঠাণ্ডা জিনিস ব্যবহার বেশী করে। অত্যন্ত শোক, চিন্তা, ক্রোধ, মানসিক অশান্তির কারণেও এই রোগ হয়ে থাকে।

এই রোগে ত্বকের ভিতরে ঝিল্লী শুকিয়ে আসে। রক্তের বাহিকাদের মধ্যে দূষণতা এসে যায়। রক্তে দূষিত পদার্থের মাত্রা বেড়ে যায়। এই পদার্থ জয়েন্টে জমতে থাকে, যার ফলে জয়েন্টে ব্যাথা হতে থাকে। তাতে সুক্ষ্ম জীবাণু উৎপন্ন হয়ে যায়। প্রথমে এই জীবাণু শরীরে ধাওয়া করে, তারপরে আস্তে আস্তে জয়েন্টের ক্ষতি করতে শুরু করে। এই রোগে উঠতে বসতে এবং চলতে জয়েন্ট এবং অঙ্গের ব্যাথা হতে থাকে। রোগীর ফুসফুসের ক্ষতি করা শুরু হয়ে যায় আর কাশিও হতে থাকে। আঙ্গুলে এমন যন্ত্রণা হতে থাকে মনে হয় যেন সুঁচ ফুটছে। কিন্তু কিছু রোগীদের বুকের ছাতি, পাঁজর ইত্যাদিতেও ব্যাথা হতে দেখা যায়। চোখে সবসময় রুক্ষতা থাকে, জীব সাদা হয়ে যায়। এমনকি মুখের ভিতরেও শুষ্কতা থাকে। ফলে লালা তৈরী হতে পারে না, অতএব খাদ্য হজম হতে পারে না।

হাড়ের জোড়ের যন্ত্রণা—

হাড়ের জোড়ের যন্ত্রণাও ঠাণ্ডা, বায়ু-বৃদ্ধির এবং শ্বেতসারের একত্র হওয়ার কারণে হয়ে থাকে। এই যন্ত্রণা একদিনের নয় দীর্ঘ দিনের জন্য হয়ে থাকে। যেসব স্ত্রী-লোকদের বয়স 50-এর উপর তাদের মাসিক ঋতু বন্ধ হয়ে যায়। এই ধরনের স্ত্রীলোকেদের এই রোগ তাড়াতাড়ি হয়ে যায়। এই রোগের একটা কারণ হাড়ের শিরাতে বিকৃতি হওয়া এবং সুক্ষ্ম সুক্ষ্ম বাধা সৃষ্টি হওয়া। জয়েন্টের উপরের ভাগে কিছু কঠিন হয়ে ওঠে। চলতে ফিরতে হাড়ের জোড়ে চড় চড় করতে থাকে। এই রোগ বংশানুক্রমেও হয়ে থাকে।

এ্যাঙ্কোলেসিং স্পন্ডিলাইটিস—

এই রোগ চোখ খারাপ, অত্যধিক পরিশ্রম, বেশী ঠাণ্ডাতে থাকা ইত্যাদি কারণে হয়ে থাকে।

এখনো পর্যন্ত এই রোগের আসল কারণ জানতে পারা যায়নি কিন্তু পিঠ, পা, হাত ইত্যাদিতে ব্যাথার কারণে এই রোগের পরীক্ষা করা হয়ে থাকে।

এই রোগের কারণে শরীর সঙ্কুচিত হয়ে যায়। মেরুদণ্ডের হাড়ে টান পড়তে থাকে। শুষ্ক এবং কঠিন হয়ে যায়। মাথা এদিক-ওদিক ঘোরাবার সময় অত্যন্ত ব্যাথা হয়। রোগীর বসা, ওঠা ইত্যাদির সময় যন্ত্রণা হয়। সকালের সময় পিঠ, কোমরে বেশী ব্যাথা থাকে।

কোমল তন্তুর ব্যাথা :

এটা অত্যন্ত বিচিত্র রোগ। এই রোগ ছোট, কোমল তন্তুদের মাংসপেশী ইত্যাদিতে ব্যাথারূপে হয়ে থাকে। এটা ছোটো বড়ো সমস্ত স্ত্রী-পুরুষদেরই হয়ে থাকে। জয়েন্টের

রোগের মধ্যে সবচেয়ে ক্ষতিকারক। কারণ এতে যন্ত্রণা অত্যন্ত বেশী হয়ে থাকে। এটা এমন রোগ যা বিশ্রাম করলে, রাতে শোবার সময়, শরীরের কোনো অঙ্গাতে চাপ দেওয়ার কারণে হয়ে থাকে। সারাদিন মানুষ কাজে ব্যস্ত থাকে ফলে তারা বুঝতে পারে না। এই ব্যাথা মেরুদণ্ডের হাড়, ঘাড়, পিঠের মাঝে এবং নীচের দিকে মাংসপেশীতে হয়ে থাকে। এই রোগে ব্যাথার সাথে সাথে যন্ত্রণাও শুরু হয়। কনুই, জঙ্ঘা, কোক্সা, এ্যাঙ্কেল, পাঁজর ইত্যাদিতে অনেকক্ষণ পর্যন্ত ব্যাথা আটকে থাকে।

রিউমেটিক ফিবার—

এই রোগ বাচ্ছা এবং বয়স্কদের কণ্ঠে বিকৃতি হওয়ার ফলে হয়ে থাকে। এতে জয়েন্টে যন্ত্রণা শুরু হয়ে যায় এরজন্য ব্যাথা হতে থাকে। ব্যাথা এবং যন্ত্রণার ফলে জ্বরও হতে থাকে। কখনো কখনো জ্বর ঘাম দিয়ে ছেড়ে যায়। তারপর আবার তীব্র জ্বর আসে। আস্তে আস্তে এই রোগ জোড়ে স্থায়ী হয়ে যায়। আর সময়মতো চিকিৎসা না করালে রোগ আরও বেড়ে যায়।

কিশোরদের আর্থারাইটিস—

কিশোর অবস্থায় সন্ধিতে যন্ত্রণা হতে থাকে। এই রোগ 15-16 বছরের কিশোরদের হয়ে থাকে। মেয়েদেরও এই রোগ হয়ে থাকে। ব্যাথা শুরু হওয়ার সাথে সাথে অত্যন্ত জ্বর আসতে থাকে। এরপর সন্ধিস্থলে তীক্ষ্ণ যন্ত্রণা শুরু হয়। কিছু বাচ্ছা এবং কিশোরীদের মেরুদণ্ডের হাড় ফুলে গেছে বলে মনে হয়।

এই সমস্ত রোগের চিকিৎসা :

এই প্রণালীতে চিকিৎসা করা এবং আরাম পেতে অনেক সময় লাগে। কিন্তু তারপরে রোগী অনেক সুস্থ্য হতে থাকে। এই চিকিৎসাতে দিনে তিনবার—সকাল, দুপুর ও সন্ধ্যায় প্রেশার দেওয়ার দরকার হয়। তারপর রোগী বুঝতে পারে যে তার আরাম হচ্ছে। ব্যাথা আস্তে আস্তে দুর হয় আর সন্ধি-স্থলের যন্ত্রণাও দুর হয়ে যায়।

এই রোগ বেশীর ভাগ পাচন-ক্রিয়ার অসুবিধার জন্য হয়ে থাকে। এইজন্য এর কেন্দ্র বিন্দু থাইরয়েড গ্রন্থি, পায়ের বুড়ো আঙ্গুলের মাঝে, হাতের বুড়ো আঙ্গুলের মাঝে, পায়ের ধারে এবং হাতের তালুতে থাকে। এরজন্য দেওয়া চিত্র : 90 অনুসারে আস্তে আস্তে চাপ দিতে হবে।

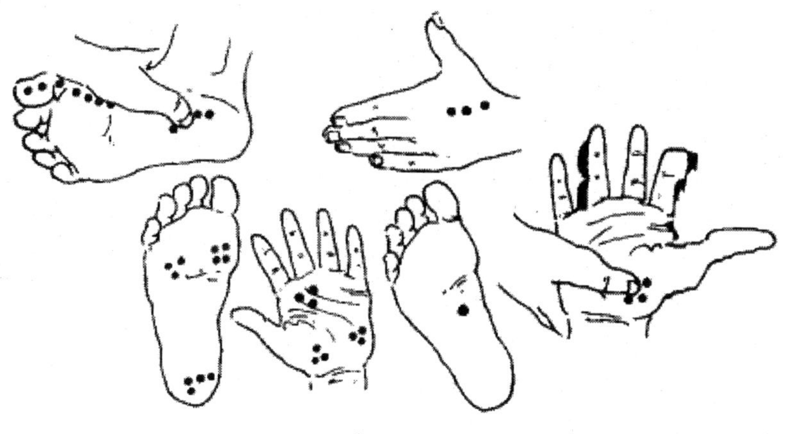

চিত্র : 90

এরপর হাতের জোড়ের উপর, কব্জির উপরে, হাতের উপরের ধারের দিকে চাপ দিতে হবে। এই প্রেশারে পিঠের ব্যাথা, জড়তা, হাঁটু এবং পায়ের ব্যাথা, গোড়ালির ব্যাথা, যন্ত্রণা ইত্যাদি দুর হয়ে যায়। তারজন্য চিত্র : 91 দেখুন।

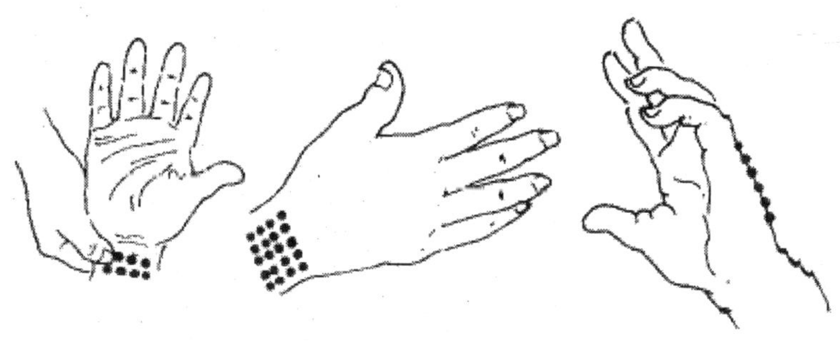

চিত্র : 91

13	মানসিক রোগ

আমাদের শরীরের বিধুত ধারা বয়ে চলে। এই ধারাকে গতি প্রদান করা অ্যাকুপ্রেশার চিকিৎসার প্রধান উদ্দেশ্য। যখন এই ধারা কোনো কারণবশতঃ উল্টো-পাল্টা বইতে শুরু করে, প্রেশারের দ্বারা একে প্রাকৃতিক গতিতে ফিরিয়ে আনা যায়। প্রেশারের প্রভাব সমস্ত শরীরে পড়তে থাকে। রোগী সুস্থ্য হয়ে যায়।

—ডঃ এ. এল শর্মা

উদ্বিগ্নতা : (Anxiety)

উদ্বিগ্নতার মুখ্য কারণ ছোট ছোট ব্যাপার, যেমন—চিন্তা, শোক, শরীরে ব্যাথা ইত্যাদিতে ঘাবড়ে যাওয়া। এই অবস্থায় রোগীর আত্মবিশ্বাস নষ্ট হয়ে যায়। থাইরয়েড গ্রন্থির কার্যপ্রণালীর যদি স্থাপকতা বেড়ে যায় তখনও এই রোগ দেখা দেয়। এই রোগে রোগী সব সময় ঝিমোতে থাকে, ঘুম ঘুম পায়। তার স্মরণশক্তি দুর্বল হয়ে যায়। ঘুমও ঠিকমতো হয় না। ব্যক্তির হৃদস্পন্দন বেড়ে যায়। সে দুঃস্বপ্ন দেখতে থাকে।

অ্যাকুপ্রেশার চিকিৎসার সাথে সাথে এই ব্যাপারেও খোঁজ নিতে হবে যে—রোগীর উদ্বিগ্নতার কারণ কী? অতএব সবথেকে প্রথমে তাকে দুর করার চেষ্টা করুন।

অবসাদ (Depression)

কোন কাজে যখন অসফলতা-প্রাপ্ত হয়, অথবা উদ্বিগ্নতার শেষ হয় না, তখন মন অশান্ত আর উদাস হয়ে যায়। এই অবসাদগ্রস্ততাকে ডিপ্রেশান বলা হয়। এই রোগ সাধারণত অত্যন্ত প্রিয় জিনিস হারাবার ফলে, প্রেমে অসফল হওয়া, ব্যবসাতে লোকসান, কোনো আত্মীয়-স্বজন বা বন্ধুর মৃত্যু ইত্যাদি কারণে হয়ে থাকে। আধুনিক চিকিৎসকদের বক্তব্য যে—স্ত্রীলোকদের হরমোনে পরিবর্তন আসার ফলেই হয়ে

থাকে। কিছু লোক সেক্স ব্যাপারে পিছিয়ে পড়ে। কিছু চিকিৎসকদের কথা অনুযায়ী বহুমূত্র রোগে এবং ব্যায়াম, যোগাসন ইত্যাদি না করার কারণেও ডিপ্রেশনের রোগ হয়ে থাকে।

আতঙ্ক : (Phobia)

এটা এমন একটা রোগ যাতে রোগীর মনে অকারণ মানসিক অশান্তি এবং ভয় উৎপন্ন হয়ে যায়। এই রোগের একটা কারণ যে পেশী কথায় কথায় কোনো অঘটন বা আশঙ্কাতে ভীত হয়ে পড়ে এবং দীর্ঘক্ষণ ধরে সেই ভয়ের বিষয়ে চিন্তা করতে থাকে।

অ্যাকুপ্রেশার চিকিৎসা প্রণালীতে ব্যক্তির মনে তৈরী হওয়া এই ভয় দুর করা যেতে পারে। মানুষের মনে যখন আত্মবিশ্বাস এসে যায়, তখন সেই রোগ নিজেই দুর হয়ে যায়।

আধুনিক যুগে মানুষকে নানারকম সমস্যার মোকাবিলা করতে হয়। সেই কারণে তার মনে নিরাশা, চিন্তা, ভয়, আশঙ্কা, ঘৃণা, ঈর্ষা, লোভ, অন্যের ক্ষতি করার চিন্তা ইত্যাদি বাসা বাঁধতে থাকে।

তড়কা বা মূর্ছারোগ : (Hysteria)

এই রোগ কিশোরী বা যুবতীদের হয়ে থাকে। এই রোগের সম্বন্ধে অনুসন্ধানের ফলে জানা গেছে যে কিশোরীরা সেক্স, প্রেম বা অন্য কোনো ইচ্ছাকে মনের মধ্যে প্রতিরোধ করে নেয়, ফলে এই রোগ উৎপন্ন হয়ে যায়। কিশোরীদের যৌন-ইচ্ছা পূরণ না হওয়ার জন্য হিস্টেরিয়া রোগ হয়ে থাকে। কোনো কোনো যুবতীদের মন-পছন্দ স্বামী না পাওয়ার কারণে কিংবা বিবাহের পর শ্বাশুড়ি, ননদ বা স্বামীর দুর্ব্যবহারের ফলেও এই রোগ হতে পারে। এইভাবে এই রোগ অতৃপ্ত ইচ্ছার কারণে হয়ে থাকে।

এই রোগে মেয়েরা মূর্ছা যায়। তার মাথা, পেট, বুকের ছাতি, স্তন, মেরুদণ্ডের হাড় এবং কাঁধের ব্যাথা শুরু হয়ে যায়। শরীরের মাংসপেশী-তে জড়তা এসে যায়। কিছু মাংসপেশীতে অবশতা আসে। কথা বলার শক্তি দুর্বল হয়ে যায়। হজম শক্তি খারাপ হওয়ার ফলে খিদে পায় না। বার বার মূত্র ত্যাগ করার প্রয়োজন হয়।

সমস্ত রোগের চিকিৎসা পদ্ধতি :

অ্যাকুপ্রেশার দ্বারা চিকিৎসার জন্য নীচে দেওয়া প্রেশার বিন্দুর ওপরে চাপ দিতে হবে।—

1. দুই পায়ে এবং দুই হাতের ছায়া বিন্দুতে প্রেশার দিন। তারজন্য চিত্র : 92 দেখুন।

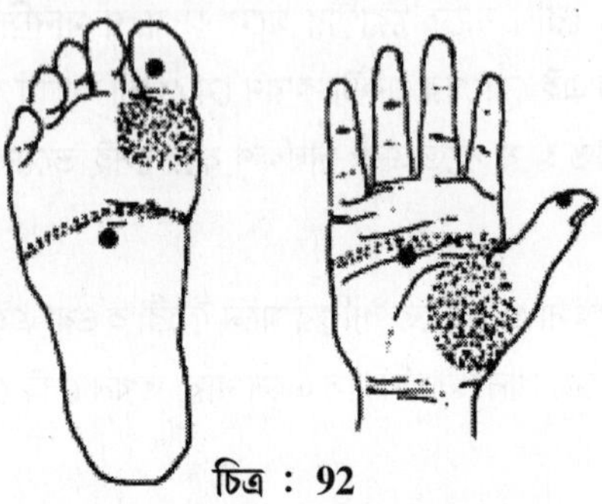

চিত্র : 92

2. মানসিক রোগে পায়ের আঙ্গুলের উপর প্রেশার দিন চিত্র : 93 অনুসারে।

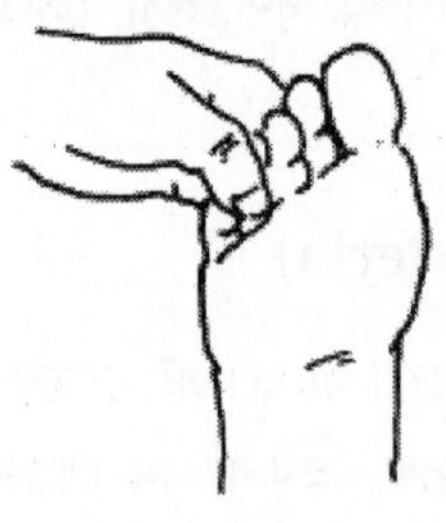

চিত্র : 93

3. চিত্র : 94 অনুসারে হাতের বুড়ো আঙ্গুলের পাশে ত্বকের উপর, ডান পায়ের তালুতে, পাঁচ আঙ্গুলে এবং ঘাড়ে প্রেশার দিন।

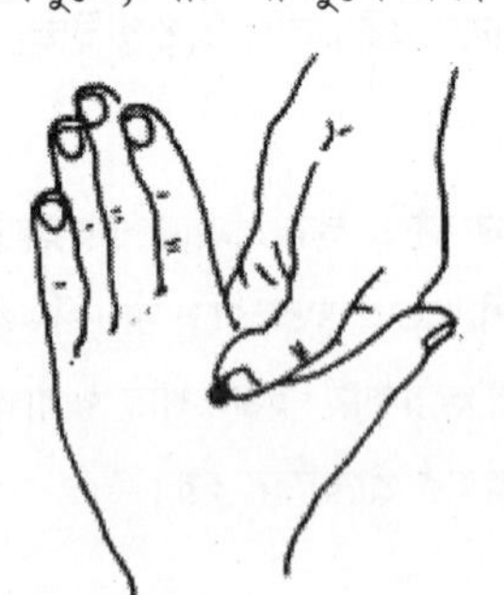

চিত্র : 94

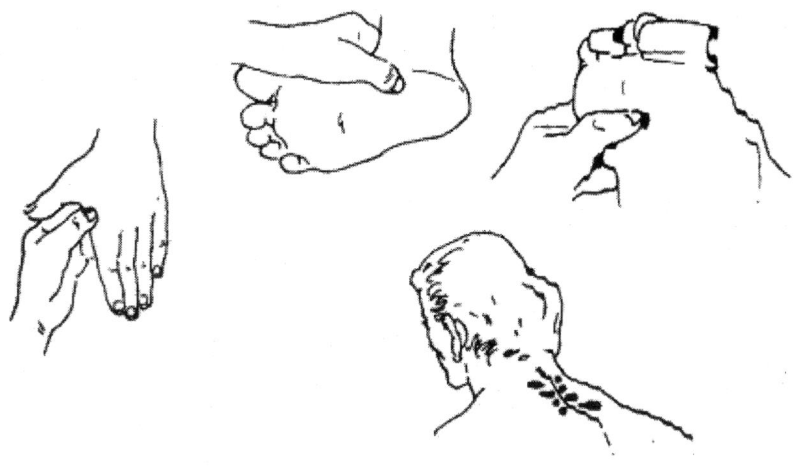

চিত্র : 95

4. যদি তড়কা বা হিস্টেরিয়া, অবসাদ, উদাসীনতা ইত্যাদির জন্য হয় তবে চিত্র : 95 অনুসারে ঘাড় এবং হাতে পায়ের উপর প্রেশার দিন।

14 পুরুষদের যৌন সংক্রান্ত রোগ

পুরুষদের যৌন সংক্রান্ত এমন রোগ আছে, যা শারীরিক এবং মানসিক কারণে হয়। যদি এই দুই কারণে সংক্রান্ত রোগ দুর করা যায়, তবে জীবনকে সুখী এবং সফল করে তোলা যায়।

নপুংশতা :

সম্ভোগের জন্য যৌনাঙ্গের উত্তেজনা পর্যাপ্ত না হওয়াকে নপুংশতা বলা হয়। এই রোগে নপুংশক ব্যক্তি তার স্ত্রীর সাথে মৈথুন ক্রিয়া করতে অসমর্থ হয়ে থাকে। এই রোগ স্থূলতা, অণ্ডকোষের বড়ো বা ছোট হয়ে যাওয়া, হার্নিয়া, শরীরে হানিকর ওষুধের প্রয়োগের ফলে, অতিরিক্ত মদ্যপান, ভাঙ্গা-গাঁজা ইত্যাদি সেবন করার কারণে হয়ে থাকে। এই অবস্থা বেশীর ভাগ উদ্বিগ্নতা, চিন্তা, শোক, দুঃখ ইত্যাদির কারণে উৎপন্ন হয়ে থাকে। যখন নপুংশতা বাড়তে থাকে তখন ব্যক্তি তার স্ত্রীর সাথে সহবাস থেকে দূরত্ব রাখতে চেষ্টা করে।

শুক্রমেহ :

শুক্রমেহ রোগ অনিয়মিত ভোজন করা, মানসিক অবসাদ, শোক, অত্যধিক ক্রোধ, হজমের গণ্ডগোল ইত্যাদি কারণে হয়ে থাকে। এব্যাপারে পরীক্ষার পরই জানা যায়। আজকাল বীর্য পরীক্ষণের অনেক পদ্ধতি আছে যা মূত্রের আগে, মূত্রের পরে, মূত্রের সাথে বীর্যপাতের ব্যাপারে জানা যায়।

প্রজনন-ক্ষমতাহীনতা :

কিছু ব্যক্তি আছেন যারা নিজের স্ত্রীকে অত্যন্ত ভালোবেসে সম্ভোগ করেন, কিন্তু তার বীর্যতে গর্ভধান ক্রিয়ার উর্বরশক্তি থাকে না। এই কারণে তারা সন্তান জন্ম দিতে পারে না। সেই দিক থেকে স্ত্রীকে গর্ভবতী করতে না পারাও একটি রোগ বলে বিবেচিত করা হয়।

অণ্ডকোষের রোগ :

পুরুষদের অণ্ড কোষে কখনো কখনো ব্যাথা হয় এবং তাতে যন্ত্রণাও বাড়ে এবং ফুলে যায়। পুরুষদের অণ্ডকোষের থলিতে জল ভরে যায়, যার কারণে বৃদ্ধ ব্যক্তিদের পক্ষে খুব কষ্টকর হয়ে পড়ে। থলিতে অর্থাৎ অণ্ডকোষে যন্ত্রণাও হতে থাকে। চলা-ফেরা করতে অসুবিধা হয়।

আধুনিক চিকিৎসকরা বলেন—অণ্ডকোষের রোগে দু'টি মুখ্য কারণ—

1. সময়মতো খাদ্যগ্রহণ না করা অর্থাৎ প্রকৃতি-বিরুদ্ধ খাবার খাওয়া।
2. হস্তমৈথুন এবং অপ্রাকৃতিক যৌন সম্বন্ধ স্থাপন করা।

স্বপ্নদোষ :

আজকাল কিশোর অবস্থা পার করার পরই যুবকদের স্বপ্নদোষ দেখা দেয় অর্থাৎ, স্বপ্নতে তারা কোনো স্ত্রীলোকের সাথে সম্ভোগ করে আর বীর্য স্খলিত হয়ে যায়। স্বপ্নদোষ রাত বা দিন যেকোনো সময়ই হতে পারে। এর কয়েকটি বিশেষ কারণ আছে। যেমন—

বেশী মশলাদার খাদ্যগ্রহণ, অশ্লীল বই পড়া, অশ্লীল ফিল্ম দেখা, নিজের বন্ধুদের সাথে সবসময় বিষয় ভোগের কথাবার্তা আলোচনা করা, কাম-উত্তেজক চিন্তা-ভাবনাতে ডুবে থাকা, হস্তমৈথুন, গরম এবং উত্তেজক পদার্থের সেবন, হজম-ক্রিয়ায় বিঘ্ন ইত্যাদি।

হস্তমৈথুন :

কিশোর অবস্থার পর শরীরে যখন যৌবন আসে তখন নব-যুবকদের মনে যৌনতার ঝড় উঠতে থাকে। আস্তে আস্তে শিশ্নতে সুড়সুড় করতে থাকে। তার হাত অনায়াসেই শিশ্নতে চলে যায়। তাতে যুবকরা একধরনের আনন্দ লাভ করে, তারজন্য যুবকরা শিশ্নকে নিয়ে সামনে পিছনে মুচড়াতে থাকে, ফলে তাদের বীর্য স্খলন হয়। সেই মুহূর্তে যুবকরা অত্যন্ত আনন্দ পায়। এইভাবে হাতের ক্রিয়াতে বীর্যপাতকে হস্তমৈথুন বলা হয়।

সমস্ত রোগের চিকিৎসা পদ্ধতি :

উপরোক্ত রোগগুলির চিকিৎসা অ্যাকুপ্রেশার প্রণালী দ্বারা ঘরে বসে সহজেই করা যায়। এই প্রণালীতে কিছুদিনের মধ্যেই বিভিন্ন প্রকারের যৌন রোগের হাত থেকে রেহাই পাওয়া যায়। এই প্রেশার বিন্দু নিম্নে দেওয়া হল—

1. ঘাড়ের পিছনে মস্তকের হাড়ের শেষে মাঝখানের অংশে বৃদ্ধাঙ্গুষ্ঠ দিয়ে আস্তে আস্তে তিন সেকেন্ড পর্যন্ত দিনে তিনবার প্রেশার দিন। আঙুলকে মাথার উপর রেখে চাপ দিন। এরজন্য চিত্র : 96 গভীরভাবে লক্ষ্য করুন।

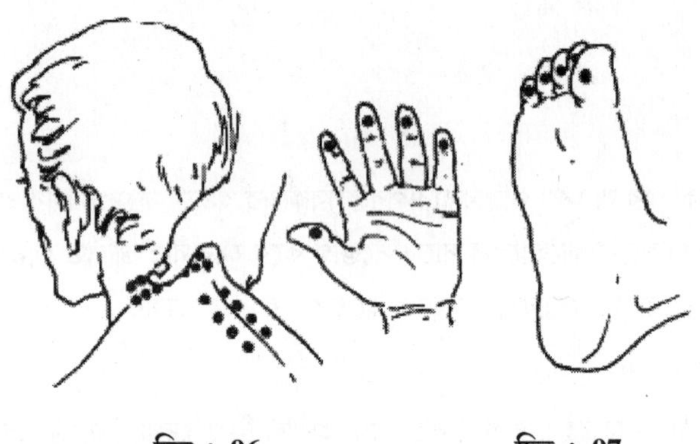

চিত্র : 96 **চিত্র : 97**

2. পা এবং হাতের আঙুলের উপর চাপ দিন কারণ এই স্থানে নাভিচক্র এবং পুরুষের পিটুইটারী, থাইরয়েড ইত্যাদি গ্রন্থির ছায়াবিন্দুও থাকে। এর উপর চাপ দিলে হৃদয়, যকৃৎ এবং মলনালীতে শক্তি পাওয়া যায়। এরজন্য চিত্র : 97 অনুসরণ করুন।

উপরোক্ত প্রেশার বিন্দুর উপরে চাপ দেওয়ার সাথে সাথে শিশ্ন, অণ্ডকোষ, শিশ্নের মুলবন্ধ ইত্যাদিতে প্রতিদিন সকালে প্রেশার দিন।

3. দু'পায়ে বুড়ো আঙ্গুলের বরাবর অ্যাঙ্কেলের নীচে গোড়ালির মাঝে এবং গোড়ালির কিছুটা উপরে চিত্র : 98 অনুসারে প্রেশার দিন।

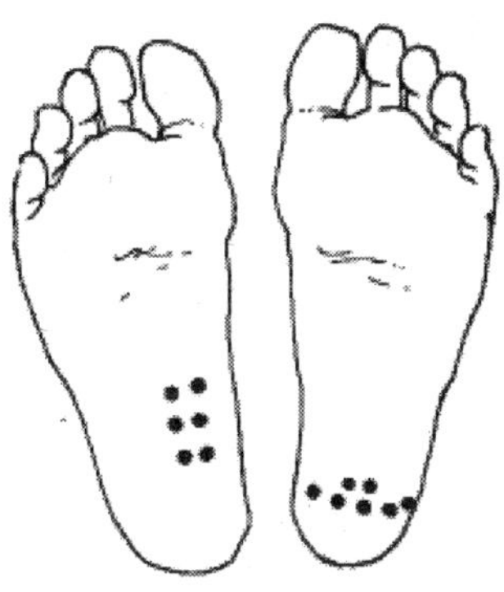

চিত্র : 98

4. যদি শীঘ্রপতন এবং স্বপ্নদোষের রোগ থাকে, তবে দুই হাতের বৃদ্ধাঙ্গুষ্ঠের জোড়ের উপর চিত্র : 98 অনুসারে ধীরে ধীরে চাপ দিন। বেশী জোরে চাপ দিলে রোগীর কষ্ট হতে পারে। অতএব এ-ব্যাপারে লক্ষ্য রাখুন যে প্রেশার ততটাই দিন, যতটা রোগী সহ্য করতে পারে।

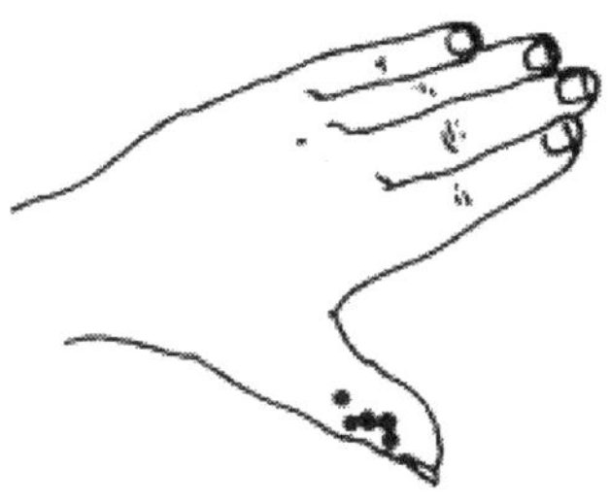

চিত্র : 99

15	স্ত্রীলোকের অসামান্য রোগ

স্ত্রী-পুরুষ পরমাত্মার সৃষ্টির দু'টি উজ্জ্বল রত্ন আর মানবীয় সৃষ্টির উৎপত্তি, বৃদ্ধি আর রক্ষার কারণ। এইজন্য পরমাত্মা এই দুই শারীরিক অবয়ব এবং অঙ্গে এমন কিছু ভিন্নতা তৈরী করেছেন, যা একের সহায়তা ছাড়া অপরজন সৃষ্টির বৃদ্ধি এবং সংরক্ষণ করতে পারে না। দু'জনেই একে অপরের পরিপূরক।

—ডঃ ভোলানাথ টেন্ডন

স্ত্রীদের রোগ আসামান্য—এইজন্য বলা হয় যে তার সম্বন্ধ প্রজননের সাথে। তার প্রজনন অঙ্গ যোনিচ্ছদ (Hymen) ভগনাসা (Clitoris) ডিম্বাশয়, গর্ভাশয় (Uterus), যৌনিমার্গ ইত্যাদি আছে। এখানে আমরা স্ত্রী-রোগকে বোঝার জন্য সর্বপ্রথমে এই অঙ্গ সম্বন্ধে জ্ঞান অর্জন করব।

যোনিদ্বার :

এটা একটি নলী, যার মাধ্যমে প্রসব-ক্রিয়া হয়ে থাকে। এই নলী পেশীসমূহ এবং ঝিল্লী দ্বারা তৈরী। এর ভিতরের অংশ প্রায় 2-5 ইঞ্চি পর্যন্ত লম্বা হয়। এর উপরিভাগ বিশেষ চওড়া হয়। এই নলীগুলি এমন ধরনের ঝিল্লীর দ্বারা তৈরী হয় যে প্রয়োজনে তা আরো বড়ো হতে পারে। এর সামনে এবং পিছনে দুটি কোণ তৈরী হয়। যোনির শ্লেষ্কিক ঝিল্লী ঝালরদার হয়ে থাকে। যার ফলে তাতে ময়লা ভরে যাওয়ার সম্ভাবনা থাকে। এই কারণে এর স্বচ্ছতার ওপর বিশেষ লক্ষ্য রাখার আবশ্যকতা আছে।

যদি দু'টি ভগোষ্ঠ ছড়িয়ে দেওয়া যায় তবে ভীতরে যে ফাঁক দেখা যায় তাতে ছিদ্র দেখা যাবে। তাতে একটা বড়ো এবং একটা ছোটো ছিদ্র থাকে। বড়ো ছিদ্রই যোনি

এবং তাকে যোনিদ্বার বলা হয়। সম্ভোগের সময় এই ছিদ্র দিয়েই পুরুষ শিশ্ন যোনির ভিতর প্রবিষ্ট করে এবং এর থেকেই মাসিক স্রাব বাইরে আসে। ছোট ছিদ্র যোনিদ্বার থেকে একটু সরে উপরের দিকে থাকে, সেটা মূত্রাশয়ের ছিদ্র।

যোনিচ্ছদ :

এটা এক প্রকারের আবরণ, যা সম্ভোগের পূর্ব পর্যন্ত যোনির উপর থাকে। এই পর্দা প্রায় অর্ধচন্দ্রাকার হয়। প্রথম সম্ভোগের সময় পুরুষের শিশ্নের দ্বারা যখন সে ফেটে যায়, তখন তার পাশে দু'টি ছোটো ছোটো টুকরো হয়ে যায়, যাকে মাংসকণ্টক বলা হয়।

যতক্ষণ পর্যন্ত এই পর্দা থাকে, ততদিন স্ত্রীদের অক্ষত-যোনি বলা হয়। কখনো কখনো পর্দা পূর্ণ চন্দ্রাকার হয়ে থাকে, এতে সমস্ত যোনিদ্বার বন্ধ হয়ে যায়। একে অবিদ্ধ যোনিচ্ছেদ বলা হয়। অনেক সময় পুরুষের শিশ্ন দ্বারাও এটা ফাটে না। তখন বিবাহের পর তার অপারেশন করাতে হয়। একে যোনিচ্ছদ বা কুমরীচ্ছদ বলা হয়। এই পর্দা যখন ফাটে তখন স্ত্রীদের অত্যন্ত কষ্ট হয়। অনেক সময় রক্তও বেরিয়ে আসে।

ভগনাসা :

কামাদ্রির নীচের দিকে হৃদ্ ওষ্ঠের মাঝে মূত্র বর্হিদ্বারের ওপরে এটা ছোটো অঙ্কুরের মতো থাকে। একে ভগনাসা বা ভগাঙ্কুর বলা হয়। এতে কোনো ছিদ্র থাকে না। এতে দু'টি দণ্ড থাকে। এই দুই দণ্ড যেস্থানে মিলিত হয়, তা থেকেই ভগনাসা তৈরী হয়। ভগনাসা দণ্ডিকাতে ভগনাসা প্রহর্ষিণী নামে পেশী থাকে। সম্ভোগের সময় পুরুষের শিশ্নের ঘর্ষনে ক্রিয়া হতে থাকে, তখন ভগনাসাতে উত্তেজনা আসে। এই অবস্থায় স্ত্রীরা আনন্দ লাভ করে।

স্ত্রী-লোকেদের প্রজনন-অঙ্গ সংক্রান্ত রোগ

প্রথম ঋতুস্রাব :

যেসব স্ত্রীলোকেদের শরীর সুস্থ্য থাকে না বা ডিম্বকোষে কোনো প্রকারের অসুস্থতা থাকে, তার প্রথম মাসিক ধর্ম বিলম্বে হয়। এছাড়া কিছু অন্য কারণও থাকে, যেমন—যোনিদ্বারের ঢাকনা না ফাটা, সর্বদা আলস্যময় জীবন কাটানো, মানসিক পরিশ্রম অধিক করা ইত্যাদি।

রজঃস্রাব কম হওয়া :

কিছু স্ত্রীলোকেদের শারীরিক দুর্বলতার কারণে রজঃস্রাব কম হতে থাকে অথবা যেসব স্ত্রীলোকেদের সর্বদা কোন না কোন রোগ লেগেই থাকে, তাদের রজঃস্রাব কম মাত্রাতে হতে থাকে। এটা ধাতুদোষের কারণেও হয়ে থাকে। কখনো কখনো পেটে কোষ্ঠকাঠিণ্য বা চর্মরোগের ফলেও রজঃ কম মাত্রাতে হতে থাকে। এই অবস্থায় অ্যাকুপ্রেশার চিকিৎসা মূল রোগের উপর লক্ষ্য দেওয়ার পরই করা যেতে পারে।

অতিরজঃ রোগ :

যে সমস্ত লোকেরা অতিরিক্ত মৈথুন-ক্রিয়া করে বা কৃত্রিম মৈথুনে আনন্দ লাভ করে তারা তাদের স্ত্রীদের এই রোগ সৃষ্টি করে দেয়। এছাড়া অতিরিক্ত পুষ্টিকর খাদ্য গ্রহণ, গর্ভাশয়ের রোগ, ডিম্বকোষের রোগ, বার বার গর্ভধারণ, অত্যধিক কাম প্রবৃত্তির ফলে উত্তেজনা, ঋতুকালে সহবাস করা, অত্যন্ত মানসিক চিন্তা, বাচ্ছাদের অতিরিক্ত দুগ্ধপান করানো ইত্যাদি কারণে অতিরজঃ রোগের উৎপত্তি হয়।

অনিয়মিত ঋতুস্রাব :

সাধারণভাবে 28 দিন বাদে মাসিক ধর্ম হয়ে থাকে। এতে যদি রক্ত কম আসতে থাকে, সর্বদা সময়ের আগে বা পরে হয়ে থাকে কিংবা দু'তিন মাস বন্ধ থাকার পর আবার শুরু হয়, কিন্তু এই সময় কখনো কম হয় কখনো বেশী—এই অবস্থাকে অনিয়মিত ঋতু বলা হয়।

ঋতু বন্ধ হয়ে যাওয়া : রজরোধ

অলসতা, রক্ত-স্বল্পতা, সর্দী লাগা, ফুসফুসে, জরায়ু বা অন্য জায়গায় কঠিন রোগ হওয়া, শোক, দুঃখ ইত্যাদি প্রবল উদ্বেগ বা উত্তেজনার কারণে এই রোগ হয়ে থাকে।

জরায়ু বা গর্ভাশয়ের জ্বলন :

প্রসবের পর সর্দী লাগা, কর্দমাক্ত বা ভেজা স্থানে দাঁড়িয়ে থাকা, মাসিক ধর্মের বন্ধ হয়ে যাওয়া, অত্যধিক সম্ভোগ করা, প্রসবের সময় কষ্ট, জরায়ুতে উত্তেজনা ইত্যাদি কারণে গর্ভাশয়ে জ্বলনের রোগ হয়ে থাকে। যদি গর্ভাশয়ে পুরোনো জ্বালা

থাকে, তাহলে প্রসবের পর সেটা আরও বেড়ে যায়। পেট ভারি ভারি মনে হয়। মাসিক ঋতুর মতোই যোনিতে ব্যাথা হতে থাকে। স্তন এবং কোমরে ব্যাথা হয়। মূত্রথলী এবং মূত্রনালীতে ভার লাগে।

শ্বেত-স্রাব :

এই রোগে গর্ভাশয়ের ঝিল্লী থেকে বা গর্ভাশয়ের ভিতরে এক প্রকারের স্রাব প্রবাহিত হয়, একেই শ্বেত-স্রাব বলা হয়। এই স্রাব সাদা রঙের হয়।

এই রোগ সর্দি লাগার জন্য, পেটে কৃমি হওয়ার জন্য, অপরিষ্কার হওয়ার জন্য, গণ্ডমালা, বিলাসিতা, আলস্য, মাসিক ঋতুর গণ্ডগোল, উত্তেজক পদার্থের গ্রহণ করা, অত্যধিক পতির সাথে সহবাস, অনিয়মিত ঋতুস্রাব, গর্ভাশয়ে কোনো উত্তেজক পদার্থের থাকা, বার বার গর্ভস্রাব, অতিরিক্ত দাস্ত-রোধকারী ঔষধ সেবন ইত্যাদি কারণে এই রোগ হয়ে থাকে।

যোনীর জ্বলন :

এই রোগ অনেক কারণে হয়ে থাকে। এতে সর্দি লাগা, অনেক বেশী পুরুষ মৈথুন, যোনিকে পরিষ্কার না রাখা, বলাৎকার, বার বার প্রসব বা গর্ভপাত, গর্ভাশয়ের ভিতরে চোট, প্রমেহর রোগ, রক্তের দূষণতা, যোনিতে কৃমির প্রবিষ্ট হওয়া ইত্যাদি এই রোগের কারণ।

স্তনে ব্যাথা :

গর্ভাবস্থাতে প্রদাহ উৎপন্ন হওয়ার ফলে স্তনে ব্যাথা হতে থাকে। এটা শারীরিক দুর্বলতা কারণে হয়ে থাকে। কখনো কখনো স্নায়ুবিক প্রকৃতির কারণেও এই ব্যাথা হয়ে থাকে।

গর্ভাশয়ের স্থান-চ্যুতি :

এই রোগকে নাভির নড়ে যাওয়া বা সরে যাওয়াও বলা হয়। এতে গর্ভাশয় (জরায়ু) নীচে সরে যায় আর কখনো যোনিকে বাইরে বেরিয়ে আসতে দেখা যায়। এসমস্ত অত্যন্ত পরিশ্রম, ভারি জিনিস তোলা, অনেকক্ষণ উপুড় হয়ে বসে কাজ করা, মলত্যাগের সময় বেশী জোর দেওয়া, কোষ্ঠকাঠিণ্য, অর্শ, বমি, পেটের উপর কযে পেটিকোট এবং শাড়ী বাঁধা, দ্রুত চলা এবং লাফানো ইত্যাদি কারণে অনেক সময়

জরায়ু স্থানভ্রষ্ট হয়ে যায়। একেই জরায়ুর স্থান-চ্যুতি বলা হয়। এতে গর্ভ নিজের জায়গা থেকে সরে যায় আর যোনির বাইরে বেরিয়ে আসে কিংবা পিছনের দিকে সরে যায়।

গর্ভপাত হয়ে যাওয়া :

অনেক স্ত্রীলোকেদের বিশেষ কারণে গর্ভপাত হয়ে যায়। তার মুখ্য কারণগুলি হলো—শারীরিক দুর্বলতা, জরায়ুতে ফোঁড়া, গর্ভাশয় বক্রভাবে থাকা, যোনির সংকীর্ণতা, মাসিক ঋতু ঠিক সময়ে না হওয়ার কারণে, অতিরিক্ত স্বামী সম্ভোগ, জননেন্দ্রিয়ের রোগ, স্থূলতা ইত্যাদি কারণে গর্ভধারণ করতে পারে না।

চিকিৎসা পদ্ধতি :

1. সর্বপ্রথমে পা এবং হাতের বৃদ্ধাঙ্গুষ্ঠের সামনের অংশে চাপ দিন। কারণ এই স্থানের উপর মস্তিষ্কের সংক্রান্ত ছায়াবিন্দু থাকে। তারপর শরীরের পা এবং হাতের স্নায়-সংস্থানের উপর চাপ দিন। এরজন্য চিত্র : 100 দেখুন।

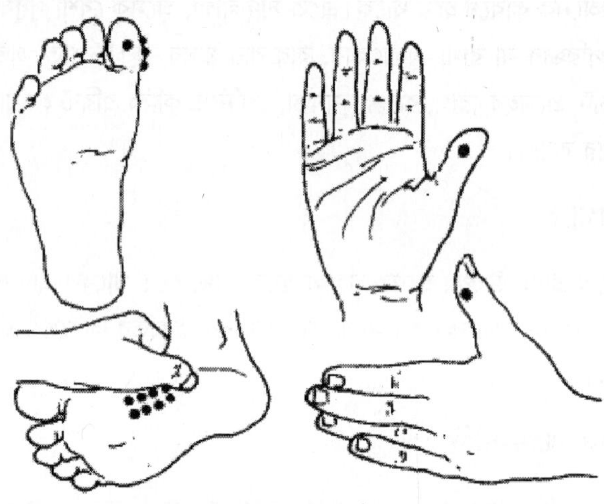

চিত্র : **100**

2. স্ত্রীলোকের শরীরে পা এবং হাতের থাইরয়েড এবং এড্রিন্যাল গ্রন্থিও থাকে। যার সরাসরি সম্পর্ক স্ত্রী-রোগের সাথে। অতএব চিত্র : 101 অনুসারে এর উপরও চাপ দিতে হবে।

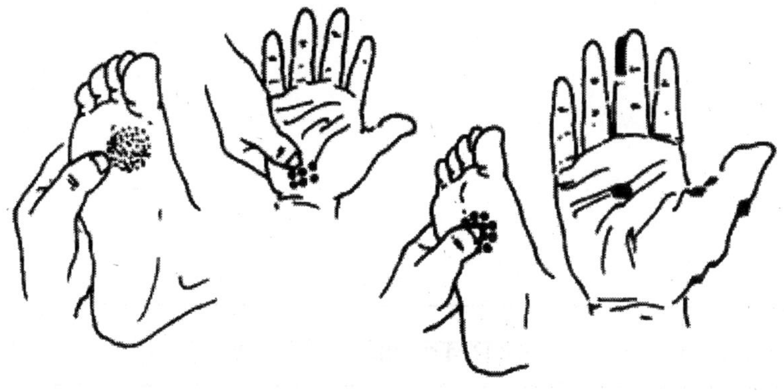

চিত্র : 101

3. গর্ভাশয়ের রোগকে দুর করার জন্য নিম্নাঙ্কিত চিত্র : 102 অনুসারে গোড়ালির মাঝের অংশে এবং গোড়ালির উপর পায়ের পিছনে হাড়ের উপর চাপ দিতে হবে।

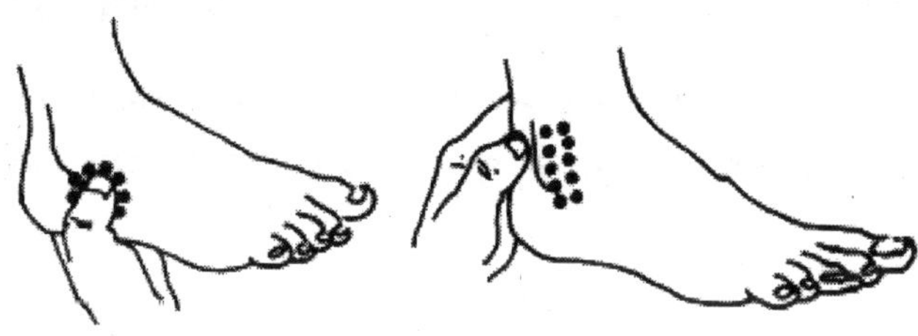

চিত্র : 102

16	শরীরের অন্য সাধারণ রোগ

স্ত্রী এবং পুরুষদের এমন অনেক রোগ হয়ে থাকে যার সম্বন্ধ কোনো বিশেষ প্রণালীর সাথে নেই। এই রোগ—জীবাণুর প্রকোপ, দূষণ, অশুদ্ধ আবহাওয়া, বাইরের চোট, সঠিকভাবে খাদ্য গ্রহণ না করা ইত্যাদি কারণে হয়ে থাকে। রোগাক্রান্ত হওয়ার পর তা দীর্ঘ সময় পর্যন্ত সারতে চায় না। অতএব ব্যক্তিদের এ-ব্যাপারে সতর্ক থাকা উচিত।

—বৈদ্য সুরেশ চতুর্বেদী

এখানে আমরা কিছু রোগের বর্ণনা করব, যার সম্বন্ধ কোনো বিশেষ বয়সের সঙ্গে নয়, অর্থাৎ এই রোগ যেকোনো স্ত্রী, পুরুষ, যুবক বা বাচ্ছাদের হতে পারে।

লু-লাগা :

গ্রীষ্মকালে যখন গরম হাওয়া তীব্রভাবে চলতে থাকে, তখন খোলা মাথায়, খোলা দেহে এবং দুর্বল অবস্থায় কোথাও যাওয়ার সময় লু লেগে যায়। এই অবস্থায় রোগী অত্যন্ত অধীর হয়ে পড়ে। মাথা ঘুরতে থাকে আর চেহারা লাল হয়ে যায়। রোগীর বমি ভাব হয় আর জল তেষ্টা পেতে থাকে। নাড়ীর গতি বেড়ে যায় আর জ্বরও আসে। যদি রোগ অধিক গুরুতর হয়ে থাকে তাহলে রোগী বেহুঁশও হয়ে পড়ে।

এই রোগে চিকিৎসককে দেখানোর আগে নাকের নীচে, ঠোঁটের উপর, পায়ের তলা ও হাতের তালুতে চাপ দিতে হবে। এরজন্য চিত্র : 103 দেখুন।

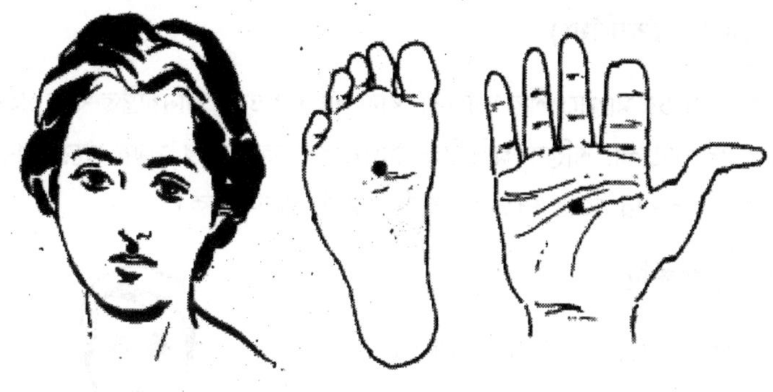

চিত্র : **103**

বিষপান করা :

কখনো কখনো বিষপান করলে বা বিষাক্ত খাদ্য গ্রহণ করার কারণে মানুষের জীবন বিপজ্জনক হয়ে পড়ে। এই অবস্থায় রোগীকে সর্বপ্রথমে বমি করাতে হবে। বমি করানোর জন্য দু'গ্লাস জলে চার চামচ নুন মিশিয়ে ঘোল বানিয়ে নিতে হবে। এই ঘোল পান করালে রোগী বমি করতে থাকবে। তারপরে অ্যাকুপ্রেশার চিকিৎসা করাতে হবে।

এইজন্য ব্যক্তির দু'পায়ের বৃদ্ধাঙ্গুষ্ঠের অংশে অ্যাঙ্কেলের নীচের দিকে চিত্র : 104 অনুসারে হাতের বৃদ্ধাঙ্গুষ্ঠ দিয়ে 3-4 মিনিট পর্যন্ত প্রেশার দিন। প্রেশার দেওয়ার সাথে সাথে কোনো উপযুক্ত ডাক্তারকেও দেখান।

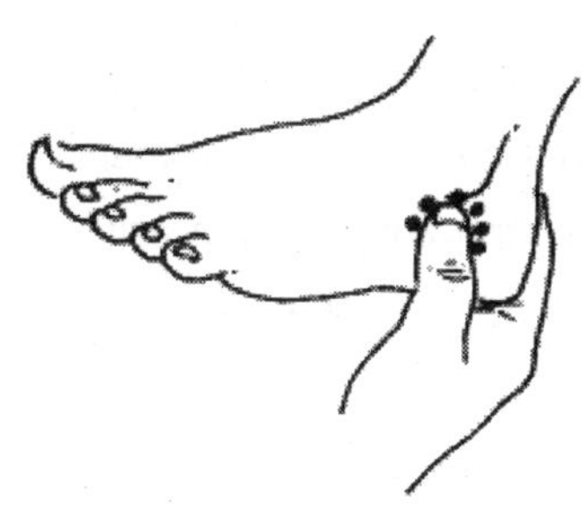

চিত্র : **104**

অন্ত্র-বৃদ্ধি : (হার্নিয়া)

এই রোগ পেটের মাংসপেশীর দুর্বলতা, খাদ্য দূষিত হওয়া, অনিয়ন্ত্রিত খাদ্য গ্রহণ, ভারি বোঝা তোলা, শক্তির অতিরিক্ত মৈথুনক্রিয়া করা, সব সময় শুয়ে থাকা, মলত্যাগে বার বার জোর দেওয়া ইত্যাদি কারণে হয়ে থাকে।

চিকিৎসা পদ্ধতি :

কখনো কখনো পেটে চাপ দিলে বা হাতের তালু দিয়ে নাড়িতে চাপ দিলে ব্যাথা বন্ধ হয়ে যায়। কিন্তু যদি ব্যাথা অত্যন্ত বেড়ে যায়, তাহলে উপর থেকেই বোঝা যায়। যদি বাচ্ছাদের নাভির উপর হয়ে থাকে তবে তারজন্য নাভি এবং সন্ধিস্থলে চাপ দিতে হবে। মেরুদণ্ডের হাড়ের সাহায্যে দু'দিকে প্রেশার দিয়ে মালিশ করতে থাকুন। এইভাবে স্নায়ু-সংস্থান, আমাশয়, নাড়ি, মলনালি, অণ্ডকোষ ইত্যাদির উপরও ধীরে ধীরে চাপ দিতে থাকুন।

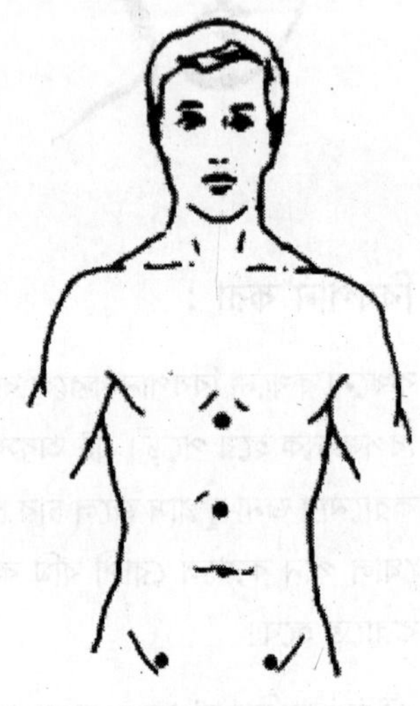

চিত্র : 105

ত্বকের রোগ :

চর্মরোগে রক্তের দূষণতা, চুলকানি, চিত্র-বিচিত্র দাগ, খুস্কি, ফোঁড়া-ফুসকুড়ি, মাথায় ফুঁসকুড়ি, কম বয়সে চামড়ায় কুঞ্চন এসে যাওয়া, সুঁচের মতো ফোঁটা ইত্যাদি। উদহরণস্বরূপ—রক্তের দূষণতার জন্য চুলকানীর রোগ হয়ে যায়। বিশুদ্ধ খাদ্য গ্রহণ সারা শরীরে চিত্র-বিচিত্র দাগ হয়ে যায়। বায়ু বৃদ্ধির ফলে এবং মসৃণতার অভাবে শরীরে খুস্কির রোগ উৎপন্ন হয়। ফোঁড়া-ফুসকুড়িও গরম পদার্থ সেবন করার কারণে বের হতে থাকে। মাথার খুস্কিও টক অর্থাৎ বিপরীত পদার্থ খাওয়ার ফলে হয়ে থাকে।

চিকিৎসা পদ্ধতি :

অ্যাকুপ্রেশার পদ্ধতিতে ত্বকের রোগ আস্তে আস্তে ঠিক হয়ে যায়। এরজন্য থাইরয়েড, এড্রীন্যাল, অণ্ডকোষ, ডিম্বগ্রন্থিরা, হৃদয়, যকৃৎ, মলনালী, নাড়ী, স্নায়ু-সংস্থান ইত্যাদির ওপর প্রেশার দিতে হবে।

তারপর দুই হাতের তালুতে কাঠের বা প্লাস্টিকের বল দিয়ে চাপ দিতে হবে। চিত্র : 106 দেখুন।

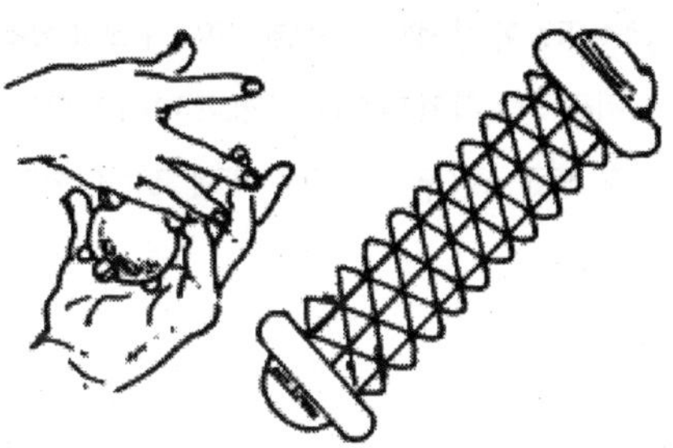

চিত্র : **106**

চোখের গরমের প্রভাব :

গ্রীষ্মকালে ঘর থেকে বাইরে কালো চশমা ছাড়া বেরোলেই চোখে তীব্র রোদের প্রভাব পড়ে। এই কারণে চোখে ব্যাথা এবং তীব্র জ্বলন হতে থাকে। মাথায়ও যন্ত্রণা হতে থাকে। এছাড়াও অতিরিক্ত আঁচ, ধোঁয়ার কারণেও চোখের ক্ষতি হতে থাকে। এই অবস্থায় রোগীকে অত্যন্ত কষ্ট সহ্য করতে হয়। সমস্ত মুখ ও মাথাতে জ্বলন হতে থাকে। এরজন্য নিম্নলিখিত চিকিৎসা করা উচিত।

চিকিৎসা পদ্ধতি :

এখন চিত্র : 107 অনুসারে দুই পায়ের তলাতে আঙ্গুলের গদিতে হাতের তালুর সাহায্যে সহায়ক বিন্দুতে চার পাঁচ সেকেন্ড পর্যন্ত প্রেশার দিন।

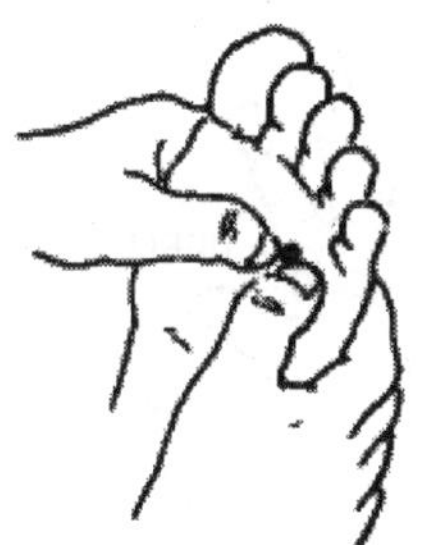

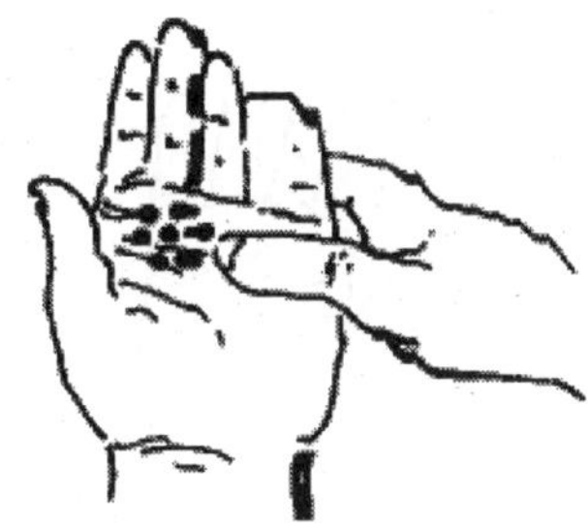

চিত্র : **107**

ব্রণ বেরোন :

যুবাবস্থায় যুবকদের মুখে ব্রণ বেরিয়ে আসে। এটা প্রথমে গোটার মতো থাকে, তারপর এতে দানা হয়ে যায়। পেকে গেলে দানা হলদে হয়ে যায়। এটা প্রাকৃতিক কারণে হরমোণ শক্তি বেড়ে যাওয়ার এবং তাতে পরিবর্তন আসার ফলে হয়ে থাকে।

চিকিৎসা পদ্ধতি :

অ্যাক্‌নি-ব্রণ দুর করার জন্য অন্তঃস্রাবী গ্রন্থিদের, থাইরয়েড, এড্রীন্যাল, ডিম্ব গ্রন্থিদের, হৃদয়, যকৃৎ, স্নায়ু তন্ত্র ইত্যাদি ছায়া বিন্দুতে প্রেশার দিতে হবে। কারণ—এই স্থান. মুখের সাথে যুক্ত। যখন প্রেশার পড়ার ফলে বিকার মল-মূত্রের সাথে বেরিয়ে যায়, তখন ব্রণ বেরোন বন্ধ হয়ে যায়। এরজন্য চিত্র : 108 অনুসারে প্রেশার দেবার ক্রিয়া করুন।

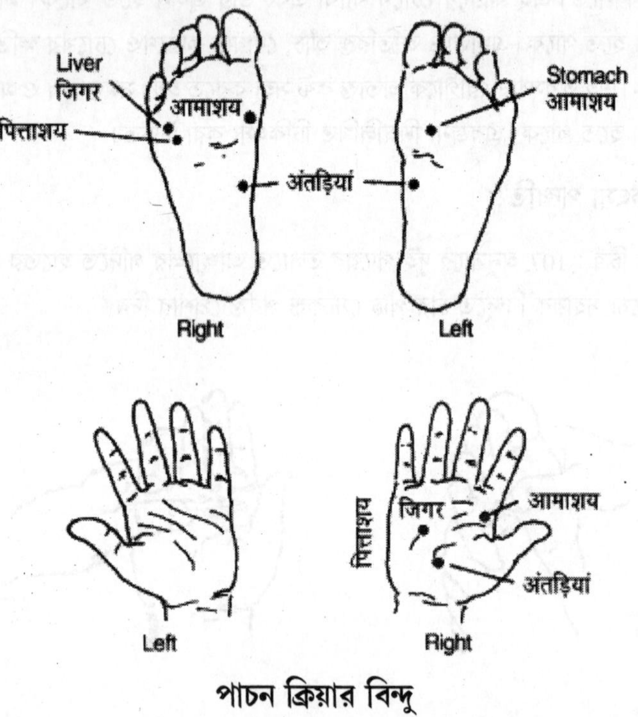

পাচন ক্রিয়ার বিন্দু

চিত্র : 108

বিদ্যুৎ-পৃষ্ঠ হওয়া :

অনেক সময় অসাবধানতার ফলে হঠাৎ শরীরের কোনো অঙ্গে বিদ্যুতের দ্বারা পৃষ্ঠ হয়ে থাকে। এই অবস্থায় সারা শরীর ঝন্ ঝন্ করে ওঠে। মানুষ ঘাবড়ে যায় আর কোনো দুর্ঘটনার জন্য চিন্তাগ্রস্ত হয়ে পড়ে, কিন্তু এই অবস্থায় ঘাবড়ানো উচিত নয়। তৎক্ষণাৎ উপশমের জন্য ডাক্তারের সাথে যোগাযোগ করতে হবে।

চিকিৎসা পদ্ধতি :

চিত্র : 109 অনুসারে নাকের নীচে ওপরের ঠোঁটের উপর এবং পায়ের এবং হাতের তালুতে মধ্য বিন্দুতে চাপ দিতে হবে।

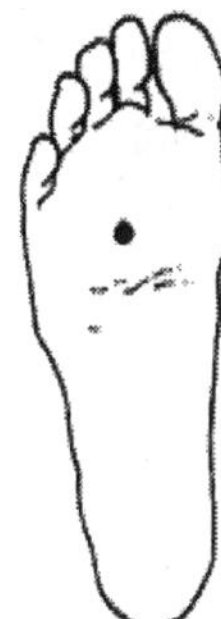
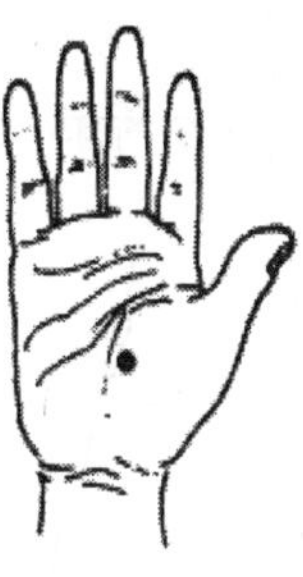
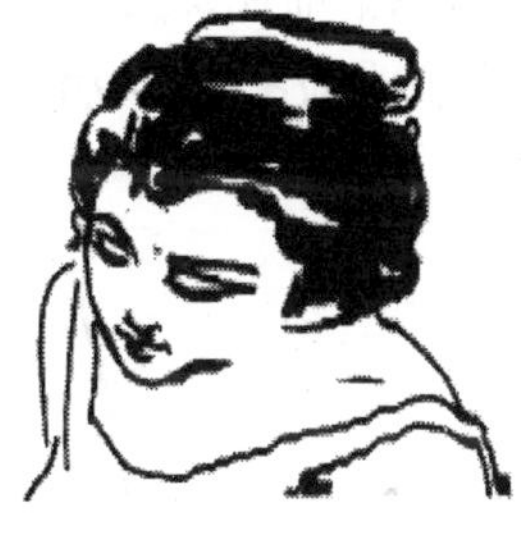

চিত্র : 109

সাপে কাটা :

গ্রামাঞ্চলে সাপে কাটার ঘটনা অধিক হয়ে থাকে। যদি সাপ বিষাক্ত হয়, তাহলে ব্যক্তির মৃত্যু পর্যন্ত হতে পারে। এই অবস্থায় রোগীকে তৎক্ষণাৎ হাসপাতালে নিয়ে যেতে হবে। তবে, প্রাথমিক চিকিৎসার জন্য অ্যাকুপ্রেশার পদ্ধতির সাহায্য নেওয়া যেতে পারে।

চিকিৎসা পদ্ধতি :

দুই পায়ের অ্যাঙ্কেলের কিছু নীচে গভীরভাবে চাপ দিন। প্রেশার দেওয়ার সাথে সাথে ডাক্তারের চিকিৎসাও অবশ্যই করাবেন। কারণ সাপের বিষ শীঘ্রই সারা শরীরে ছড়িয়ে পড়ে।

ঘা বা জখম :

ঘা বা জখম প্রায়শঃ ঠোক্কর লাগার ফলে, মেশিনে কাজ করার সময় আঘাত লেগে সেটা আস্তে আস্তে পেকে গিয়ে গভীর ক্ষতের সৃষ্টি করে। ঘা থেকে প্রায়ই রক্ত বের হতে থাকে। অতএব সবার আগে উপযুক্ত চিকিৎসকের দ্বারা এমন ঔষধ সেবন করা দরকার যাতে রক্ত বের হওয়া বন্ধ হয়। তারপর দুই পায়ে হালকা তেল মালিশ করা দরকার, যাতে রক্তের সঞ্চালন সঠিক থাকে। তারপর অ্যাকুপ্রেশার চিকিৎসার দিকে লক্ষ্য দেওয়া দরকার।

চিকিৎসা পদ্ধতি :

অ্যাকুপ্রেশার চিকিৎসার জন্য চিত্র : 110 অনুসারে পায়ের বৃদ্ধাঙ্গুষ্ঠের পরের আঙ্গুলের উপর নখের পাশে অন্তত 3-4 মিনিট পর্যন্ত চাপ দিতে হবে। এই প্রেশারের প্রভাব খুব শীঘ্রই শরীরে কাজ করে এবং এতে রক্ত পড়া শীঘ্রই বন্ধ হয়ে যায়।

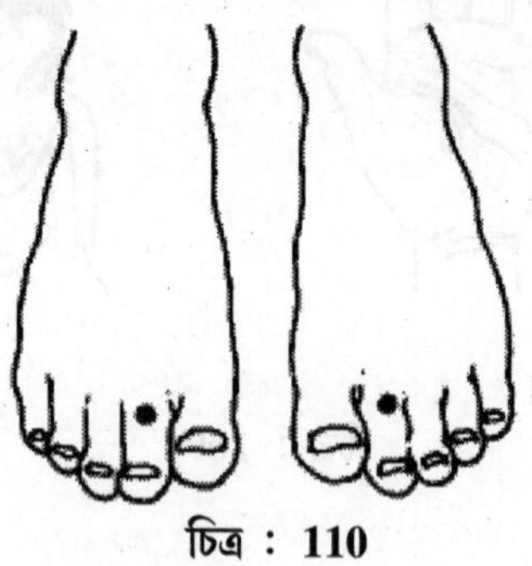

চিত্র : 110

ঘাবড়ে যাওয়া বা দম বন্ধ হয়ে যাওয়া :

ঘাবড়ে যাওয়ার অবস্থা সেই সময় উপস্থিত হয়, যখন কোনো ব্যক্তি মনে করে—সে ভীড়ে আটকে গেছে, আর তা থেকে বেরেনো মুশকিল। কখনো কখনো অতিরিক্ত ধোঁয়া নাক, মুখ কিংবা শ্বাসের মধ্যে চলে যাবার ফলেও ঘাবড়ে যায়। কখনো কখনো মনের চিন্তা-ভাবনা অনুযায়ী কাজ না হওয়ার ফলেও ঘাবড়ে যায়।

চিকিৎসা পদ্ধতি :

দুই হাত এবং পায়ের বৃদ্ধাঙ্গুষ্ঠের পাশে ত্বকের উপর ধীরে ধীরে চাপ দিন। চিত্র : 111 দেখুন।

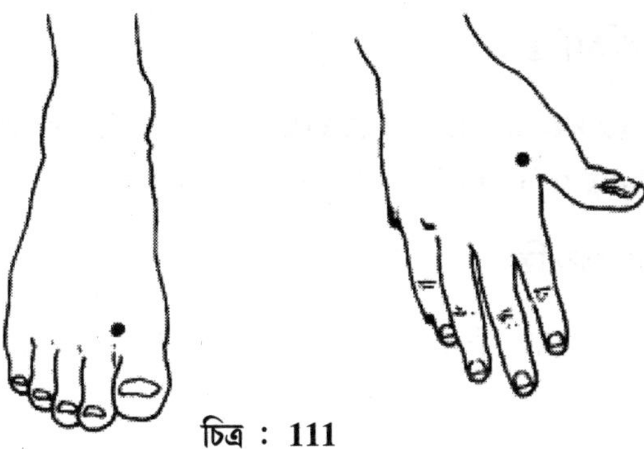

চিত্র : 111

উচ্চতা কম হওয়া :

উচ্চতা কম হওয়া প্রায়শঃই থাইরয়েড, পিটুইটারী গ্রন্থিতে কোনো কিছুর অভাবে হয়ে থাকে। অনুসন্ধানের ফলে জানা গেছে উচ্চতার সম্বন্ধ বংশানুক্রমিক হয়ে থাকে। উচ্চতা প্রায়ই 20-22 পর্যন্ত ছেলেদের এবং মেয়েদের 17-18 পর্যন্ত বাড়ে। এরপর উচ্চতা বাড়া বন্ধ হয়ে যায়। এজন্য যেসব লোকেদের উচ্চতা কম, তাদের থাইরয়েড, পিটুইটারী, প্যারা-থাইরয়েড গ্রন্থিদের, স্নায়ু-সংস্থান ইত্যাদির উপর 3-4 মিনিট পর্যন্ত চাপ দিতে হবে। এইসব গ্রন্থির উপর চাপ দেওয়ার ব্যাপারে আমরা আলোচনা করেছি। অতএব সেই অনুসারে প্রেশার দেওয়ার কার্য করুন।

তোতলানো বা কথা আটকে যাওয়া :

তোতলানোর অসুখ মস্তিষ্কের শিরা বিচলিত হওয়ার জন্য, মনোবৈজ্ঞানিক ব্যাধি, ভয়, আত্মবিশ্বাসের ঘাটতি বা বংশের কোনো দূর্গুনের কারণে হয়ে থাকে। অ্যাকুপ্রেশার-প্রণালীতে এর খুব সহজ চিকিৎসা আছে।

চিকিৎসা পদ্ধতি :

দুই পায়ের তলাতে আঙ্গুলের পাশে এবং বৃদ্ধাঙ্গুষ্ঠের ধারে প্রেশার বিন্দু পাওয়া যায়। চিত্র অনুসারে তার উপর ধীরে ধীরে প্রেশার দিতে হবে। চিত্র : 112 দেখুন।

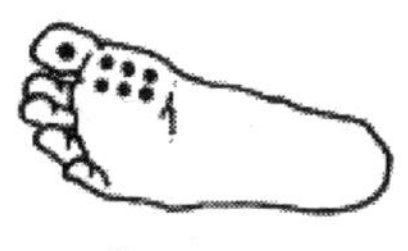

চিত্র : 112

দুর্বল স্মৃতিশক্তি :

স্মৃতি শক্তির দুর্বলতা—চিন্তা, হুড়োহুড়ি, মনের উদ্বিগ্নতা, সব সময় কাজে লেগে থাকা, মাথায় চোট লাগা ইত্যাদি কারণে হতে পারে।

চিকিৎসা পদ্ধতি :

স্মৃতি শক্তি টিঁকিয়ে রাখার জন্য চিত্র : 113 অনুসারে প্রেশার দিন।

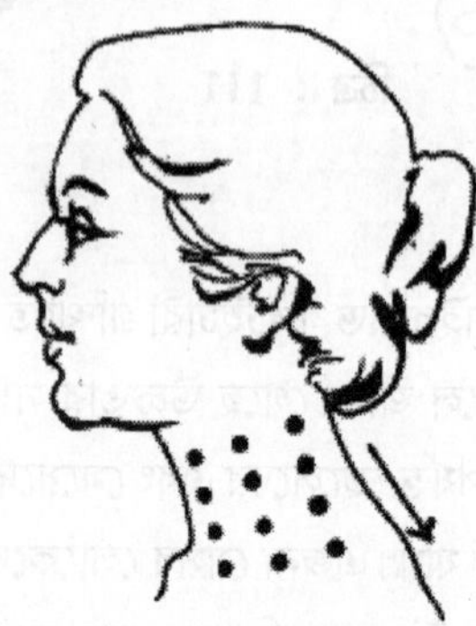

চিত্র : 113

কোনো মদক দ্রব্যের নেশা :

মানুষ যখন কোনো মাদক পদার্থের সেবন করে, তার কারণে সে নিজেকে ভুলে তার প্রভাবের মধ্যে আসে। তবুও বার বার পান করার ফলে সে তাতে অভ্যস্তও হয়ে যায়। এই পদার্থ আস্তে আস্তে তার যকৃৎ এবং অন্য অঙ্গাতেও ক্ষতি করতে থাকে। এই অবস্থায় মদ, ভাঙ্গা, গাঁজা বা ধূমপান তারা ছাড়তে পারে না।

চিকিৎসা পদ্ধতি :

নেশা ছাড়াতে বা নেশার অভ্যাস থেকে রেহাই পাওয়ার জন্য নাকের নীচে চিত্র : 114 অনুসারে চাপ দিন। চাপ এমনভাবে দিন যাতে ব্যক্তিদের শ্বাস নিতে কোনো রকমের বাধা না আসে।

তারপর দুই পায়ের বৃদ্ধাঙ্গুষ্ঠের পাশে আঙ্গুলের উপর থেমে থেমে প্রেশার দিতে হবে। এই প্রেশার দিনে দু'বার দিন। এতে প্রথমতঃ নেশা ছেড়ে যাবে আর দ্বিতীয়তঃ আস্তে আস্তে নেশার অভ্যাসও চলে যাবে।

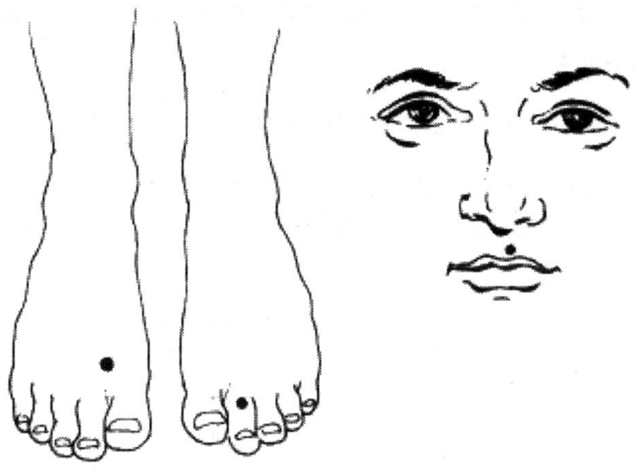

চিত্র : 114

সায়াটিকার ব্যাথা :

সায়াটিকার ব্যাথা কোক্‌সা আর জঙ্ঘাতে হয়। এই ব্যাথা বাত নাড়ী থেকে পায়ের গোছার শেষ পর্যন্ত পৌঁছয়। এই ব্যাথা অত্যন্ত তীব্র হয় এবং রোগী কোনোভাবেই স্বস্তি পায় না।

এই বাত-নাড়ী এমন একটা নাড়ী—যা শরীরে বাত-সংস্থানের সাথে যুক্ত থাকে। স্পাইনাল কর্ড থেকে শুরু করে নিতম্বের পাশ দিয়ে পায়ের গোছের উপর এবং পিছনের দিকে চলে যায়, আবার পায়ে গিয়ে শেষ হয়। এটা আমাদের শরীরের সবচেয়ে বড়ো নাড়ী।

সাইটিকা রোগের কারণ :

এতে নিম্নলিখিত কারণগুলি দেখা যায়—

1. প্রাকৃতিকভাবে মেরুদণ্ডের হাড়ের প্রস্তুতে কোনো দুর্বলতা।
2. হাড়ের কোনো অংশ নীচের দিকে সরে যাওয়া।
3. শরীরে গ্রন্থির কোনো রোগ বা মেরুদণ্ডের পাশে কোনো ফুসকুড়ি বা সন্ধিস্থলের স্ফীতি বেড়ে যাওয়ার জন্য হয়ে থাকে।
4. ভীতরের হাড়ে কোনো প্রকারের ক্ষতি বা দূষণ।
5. পেটে, পেটের নীচের অংশে বা শিশ্নে অথবা যোনির আশ-পাশে যেকোনো স্থানে দুষ্টতা।

6. পৌরুষগ্রন্থির বেড়ে যাওয়া বা মূত্রাশয় অথবা গর্ভাশয়ের কোনো আভ্যন্তরীণ রোগ উৎপন্ন হওয়া।

7. পেটে কোষ্ঠকাঠিণ্য, পেটের শিরাতে কোনো অসুবিধা থাকা।

8. কখনো কখনো শক্তির অতিরিক্ত ভারী জিনিস তোলা, শরীরে চোট লাগা বা বহুমূত্র রোগের প্রাদুর্ভাব। শরীর থেকে পৌষ্টিক তত্ব বেরিয়ে যাওয়া এবং পুনরায় তা পূরণ না হওয়া।

9. বাহুদ্বয়, জঙ্ঘা, বা পায়ের গোছাতে হঠাৎ চোট লাগলে, শিরা নড়ে যাওয়ার কারণে সাইটিকার ব্যাথা হয়ে থাকে।

10. মলনালীতে কোনো কিছুর অভাবের কারণেও সায়াটিকা ব্যাথা হয়ে থাকে।

চিকিৎসা পদ্ধতি :

এতদিন পর্যন্ত সায়াটিকা ব্যাথা অত্যন্ত কষ্টকর এবং শীঘ্র সারার মতো নয়, বলেই মনে করা হ'ত। কিন্তু আজ অ্যাকুপ্রেশার চিকিৎসা পদ্ধতিতে এই রোগ অল্প দিনের মধ্যেই শেষ হয়ে যায়। যদি মেরুদণ্ডের হাড়ের ভিতরে কোনো সংক্রমণ না থাকে তবে রোগী সাধারণত 10-12 দিনের মধ্যেই রোগ থেকে রেহাই পেয়ে থাকে। চিকিৎসা নিয়মিতভাবে করলে তৃতীয় দিনেই তার ফল পেতে দেখা যায়।

এই রোগের জন্য পায়ের তালুতে ছায়া বিন্দু পাওয়া যায়। অতএব আস্তে আস্তে চিত্র : 115 অনুসারে এই বিন্দুগুলির উপর প্রেশার দিন।

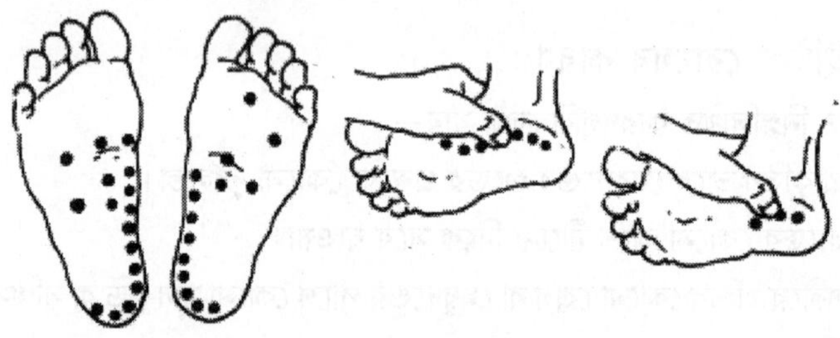

চিত্র : 115

প্রেশার দেওয়ার জন্য হাতের বৃদ্ধাঙ্গুষ্ঠ ব্যবহার করুন। যদি বৃদ্ধাঙ্গুষ্ঠ দিয়ে গভীর চাপ দিতে না পারেন, তাহলে রাবার বা প্লাস্টিকের উপকরণ দিয়ে চাপ দিন।

যদি সায়াটিকার ব্যাথা সম্পূর্ণ শেষ করতে চান, তাহলে পায়ের তলায় দুই গোড়ালির পাশে এবং দুই পায়ের বৃদ্ধাঙ্গুষ্ঠ-র পাশে আঙ্গুলের উপর চাপ দিন। এই প্রেশার রাবার বা প্লাস্টিকের উপকরণ দিয়ে করা যায়। তারজন্য চিত্র : 116 দেখুন।

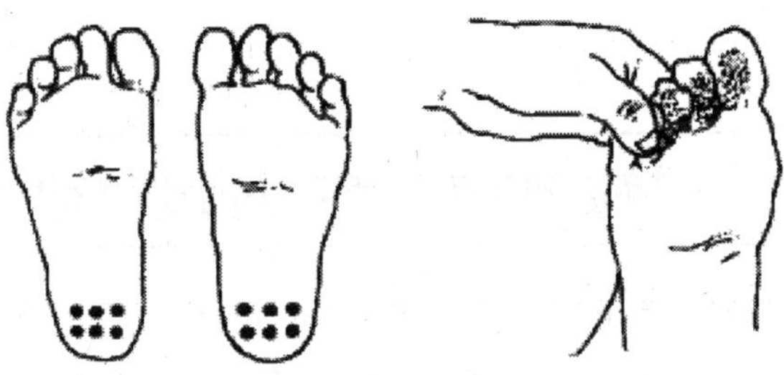

চিত্র : 116

সহায়ক ছায়া-বিন্দু :

ছায়াবিন্দু হাতের পাঞ্জা, কব্জি, কাঁধে এবং ভ্রূতে থাকে। অতএব এই অঙ্গের উপর আস্তে আস্তে হালকা প্রেশার দিন। চিত্র : 117 দেখুন।

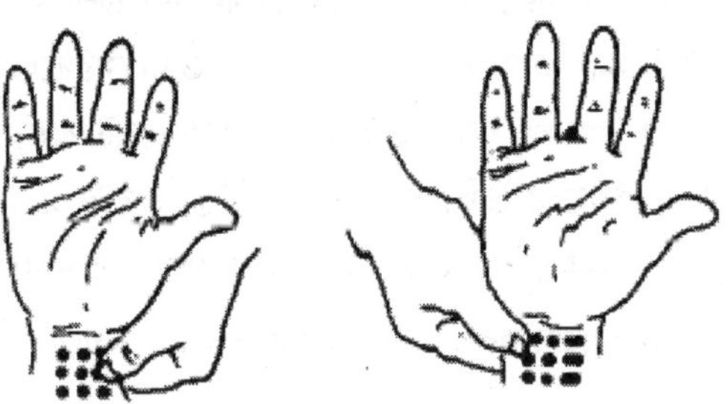

চিত্র : 117

হাতের কব্জির উপরিভাগে প্রেশার দিন, যা হাতের তালুর পাশে থাকে।

পিঠের উপর কাঁধের নীচের অংশে চাপ দিন। তারপর দুই হাতের বৃদ্ধাঙ্গুষ্ঠ দিয়ে ভ্রূর নীচে ধীরে ধীরে প্রেশার দেওয়ার কার্য করুন।

17 কিছু সাধারণ কিন্তু গুরুত্বপূর্ণ রোগ

আজ বিশ্বের অনেক বিশ্ববিদ্যালয়ে অ্যাকুপ্রেশারের বৈজ্ঞানিক শিক্ষা দেওয়া হচ্ছে। এতে প্রমাণিত হয় যে অ্যাকুপ্রেশারের দ্বারা লোকেরা অনেক উপকৃত হচ্ছে। এই চিকিৎসা প্রণালীর অন্তর্গত মাথা থেকে পা পর্যন্ত অনেক ছোটো বড়ো রোগ আছে, যার চিকিৎসা সহজেই করা যায়।

—ডঃ বন্‌শাল

তীব্র মাথা-ব্যাথা :

তীব্র মাথা-ব্যাথা অনেক কারণেই হয়ে থাকে, যেমন—পিত্তাশয় বা যকৃতে কোনো দুষ্টতা হওয়া, পেটে গ্যাস এবং অ্যাসিডিটি হওয়া, ঘাড় বা মেরুদণ্ডের হাড়ে কোনো পুরোনো রোগ, উচ্চ রক্তচাপ, কাশি, হাত-পা বা মাথায় চোট পাওয়া, চিন্তা, শোক, দুঃখ, মনে কোনো প্রকারের উদ্বিগ্নতা থাকা, অশান্তি, অত্যন্ত গরম, অত্যন্ত সর্দি, চোখে ব্যাথা এবং অনেক বেশী লেখা-পড়া করার কাজ, সব সময় কোনো চিন্তায় মগ্ন থাকা, অতিরিক্ত পরিশ্রম করা, বা সবসময় এদিক-ওদিক ঘুরে বেড়ানো ইত্যাদি।

চিকিৎসা পদ্ধতি :

অ্যাকুপ্রেশার প্রণালি দ্বারা ব্যাথা দুর হতে পারে। এতে হাত এবং পায়ের সমস্ত ছায়া বিন্দুতে চাপ দিতে হবে। সর্বপ্রথমে ঘাড়ের পিছনে যেখানে মস্তক শেষ হয়, সেখানে বৃদ্ধাঙ্গুষ্ঠ দিয়ে চাপ দিতে হবে। তারপর ধীরে ধীরে মস্তকের সন্ধিস্থলে থেমে থেমে প্রেশার দিতে হবে। তারপর মেরুদণ্ডের হাড়ের কিছুটা দূরে বৃদ্ধাঙ্গুষ্ঠ দিয়ে প্রেশার দিতে হবে। তারপর ঘাড়ের দু'দিকে বৃদ্ধাঙ্গুষ্ঠ দিয়ে চাপ দিতে হবে। সমস্ত স্থানেই প্রেশার দেওয়ার ক্রিয়া থেমে থেমে করতে হবে। যদি রোগী বেশী

ব্যাথা অনুভব করে, তবে ঐ স্থান থেকে কিছুটা সরে গিয়ে চাপ দিতে হবে। এরজন্য চিত্র : 118 দেখুন।

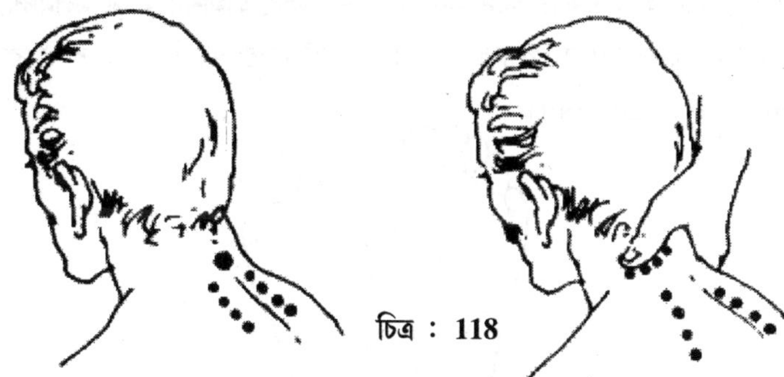

চিত্র : **118**

ঘাড়ের পরে পা এবং চার আঙ্গুলে এবং হাতের বৃদ্ধাঙ্গুষ্ঠের পাশে তিন আঙ্গুলে থেমে থেমে প্রেশার দিন। যদি ঘাড়ের কোনো দোষের জন্য ব্যাথা থাকে, তবে ডান হাতের বৃদ্ধাঙ্গুষ্ঠ-র উপরে প্রেশার দিন। এতে মাথার আধশিরা বা সম্পূর্ণ মাথার ব্যাথা খুব তাড়াতাড়ি চলে যাবে। চিত্র : 119 অনুসারে প্রেশার দিন।

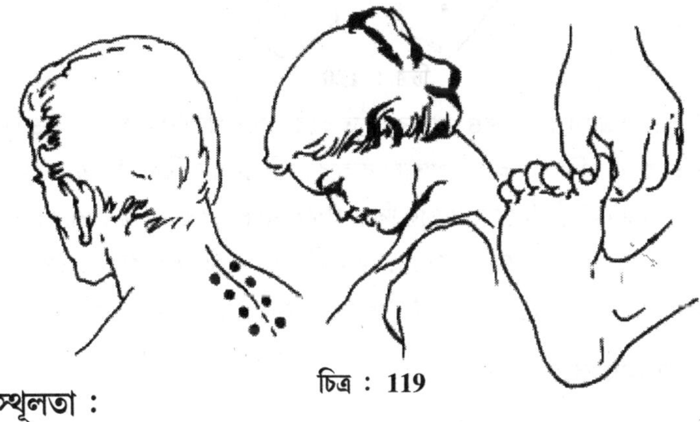

চিত্র : **119**

স্থূলতা :

স্থূলতা কোনো অসুখ নয়, কিন্তু যদি শরীরে বেশী চর্বি বেড়ে যায় বা শরীর খুব ভারী হয়ে যায়, তাহলে ব্যক্তি বা মহিলা তার নিজের মধ্যে একটা অপূর্ণতা অনুভব করে।

স্থূলতা অত্যধিক পৌষ্টিক আহার গ্রহণের ফলে, সবসময় বসে থাকার ফলে, শারীরিক পরিশ্রম না করার ফলে বেড়ে থাকে। স্ত্রীলোকেদের এটা খুব তাড়াতাড়ি হয়ে থাকে।

চিকিৎসা পদ্ধতি :

অ্যাকুপ্রেশার দ্বারা স্থূলতার চিকিৎসা করানোর জন্য যকৃৎ, আমাশয়, নাড়ী, মলনালীর সংক্রান্ত ছায়া বিন্দুর উপর প্রেশার দিতে হবে। এই কেন্দ্র পা এবং হাতে থাকে। এরজন্য চিত্র : 120 দেখুন।

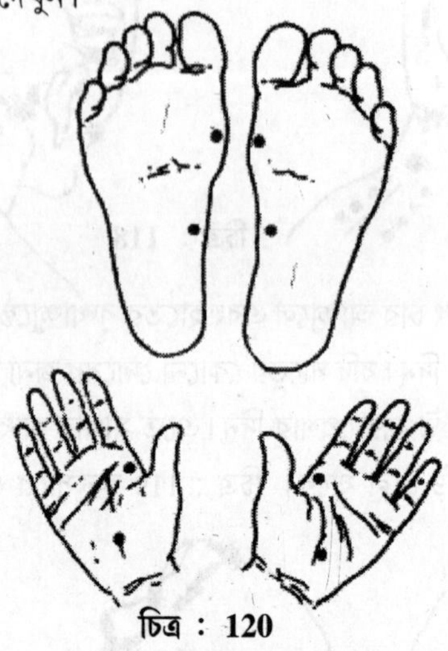

চিত্র : 120

এছাড়া কাঁধের মাঝের অংশেও প্রেশার দিতে হবে। এতে খাদ্য কম খাওয়া অভ্যাস করতে হবে, যা চর্বি কম করতে সাহায্য করবে। যদি প্রেশার নিজে দিতে অসমর্থ হ'ন তবে অন্য কাউকে দিয়ে বৃদ্ধাঙ্গুষ্ঠ দিয়ে অন্তত 30 সেকেন্ড পর্যন্ত প্রেশার দিন। হাতের তালুতে আস্তে আস্তে সরষের তেল মালিশ করুন। এতেও অত্যন্ত উপকার হয়। হাতের তালুতে ছোট বেলন দিয়েও আস্তে আস্তে ঘোরাতে পারেন।

শরীর অবসন্ন লাগা :

কখনো কখনো শরীরের কোনো অঙ্গ অবসন্ন বা শূন্য মনে হয়। এটা বাস্তবে বায়ু প্রকপিত হওয়ার ফলে হয়ে থাকে। এই রোগ স্নায়ুর দুর্বলতার জন্য হয়ে থাকে।

চিকিৎসা পদ্ধতি :

এরজন্য হাতের বৃদ্ধাঙ্গুষ্ঠের পাশে পায়ের তালুর কাছ থেকে পাঁচ আঙ্গুলের উপর এবং দুই কাঁধের উপর 10-10 সেকেন্ড পর্যন্ত চাপ দিন।

●●●